Ghada Kharrat
Safa Jemli

Nódulos da tiroide

Ghada Kharrat
Safa Jemli

Nódulos da tiroide

confronto eco-histológico

Imprint

Any brand names and product names mentioned in this book are subject to trademark, brand or patent protection and are trademarks or registered trademarks of their respective holders. The use of brand names, product names, common names, trade names, product descriptions etc. even without a particular marking in this work is in no way to be construed to mean that such names may be regarded as unrestricted in respect of trademark and brand protection legislation and could thus be used by anyone.

Cover image: www.ingimage.com

This book is a translation from the original published under ISBN 978-620-6-72278-6.

Publisher:
Sciencia Scripts
is a trademark of
Dodo Books Indian Ocean Ltd. and OmniScriptum S.R.L publishing group

120 High Road, East Finchley, London, N2 9ED, United Kingdom
Str. Armeneasca 28/1, office 1, Chisinau MD-2012, Republic of Moldova, Europe
Printed at: see last page
ISBN: 978-620-8-11286-8

ÍNDICE DE CONTEÚDOS

INTRODUÇÃO 2

MÉTODOS 3

RESULTADOS 7

DISCUSSÃO 27

CONCLUSÕES 40

REFERÊNCIAS 44

APÊNDICES 51

INTRODUÇÃO

O nódulo da tiroide é definido como um aumento da glândula tiroide, que pode ser reconhecido clinicamente, radiologicamente ou histologicamente [1]. Os nódulos da tiroide encontram-se em 20 a 76% da população em geral [2].

Apesar da elevada prevalência de nódulos da tiroide, apenas 1,6% a 12% dos casos são diagnosticados como malignos [4] [5]. Esta discrepância significativa entre a elevada prevalência de nódulos da tiroide e o baixo risco de malignidade encontrado torna inconcebível a exploração cirúrgica de todos os nódulos da tiroide, dados os riscos associados à cirurgia e o seu elevado custo. A dificuldade no tratamento desta patologia advém do facto de apenas o exame histopatológico poder confirmar ou excluir com certeza a malignidade. A ecografia é o exame de referência de primeira escolha para o diagnóstico positivo de patologia da tiroide[6]. Graças aos avanços da ecografia, permite uma orientação histológica considerável e consequentemente uma melhor estratégia terapêutica, com redução do número de tiroidectomias desnecessárias[7]. Várias classificações ecográficas têm sido propostas para uniformizar a abordagem dos nódulos da tiroide. A classificação TIRADS é atualmente a mais utilizada, inicialmente proposta em 2009 por Horvath et al [8]. Esta classificação foi simplificada e modificada em 2017 por Russ et al [9] de forma a garantir a evolutividade e continuidade do score TIRADS, com vista a simplificar o trabalho diário dos profissionais e com base nos vários estudos realizados sobre nódulos da tiroide [9].Entre 2017 e 2022, vários estudos investigaram a fiabilidade da classificação EU-TIRADS 2017 como ferramenta de previsão da malignidade dos nódulos da tiroide e os resultados não foram muito concordantes, o que nos levou a realizar este trabalho, cujo objetivo foi estudar a validade da classificação ecográfica EU-TIRADS 2017 como meio de previsão da malignidade dos nódulos da tiroide através de uma comparação radio-histológica.

MÉTODOS

1. Doentes e métodos :

1.1. Data e local do estudo :

Este foi um estudo retrospetivo monocêntrico distribuído por um período de 3 anos, de julho de 2017 a julho de 2020, incluindo 300 pacientes com patologia nodular da tiroide tratados no departamento de otorrinolaringologia e cirurgia cervico-facial (CCF) do Hospital Universitário Mohamed Taher Maâmouri em Nabeul.

1.2. População do estudo :

1.2.1. Critérios de inclusão :

Incluímos os seguintes doentes no nosso estudo:

• Mais de 16 anos.

• Submetido a loboisthmectomia e/ou tiroidectomia total para uma

ou vários nódulos da tiroide durante o período de estudo

• Doentes com processos completos contendo dados epidemiológicos e clínicos,

um exame da tiroide, uma ecografia cervical interpretada segundo a

classificação EUTIRADS 2017 (apêndice 2) e relatórios de anatomia cirúrgica e

patológica

1.2.2. Critérios de não-inclusão :

Os doentes não foram incluídos no nosso estudo:

• Menos de 16 anos de idade.

• Nódulos da tiroide não susceptíveis de tratamento cirúrgico ou operados noutro

local que não o serviço de ORL e CCF do Hospital Universitário Mohamed

Tahar Mâamouri.

- Doentes que tenham sido submetidas a uma ecografia cervical noutro local que não o serviço de imagiologia médica do Hospital Universitário Mohamed Tahar Mâamouri

- Ficheiros incompletos

2. Recolha de dados clínicos :

Os dados relativos à história do doente, aos factores de risco e ao exame físico (exame cervical: caraterísticas da tumefação, adenopatias/endoscopia laríngea/exame geral) foram recolhidos dos processos de observação médica retirados do arquivo de ORL. Todos estes dados foram registados numa ficha de tratamento de dados pré-estabelecida (anexo 1).

3. Recolha de dados paraclínicos :

A investigação da tiroide incluiu :

- Ecografia cervical: Agrupa os critérios de ultrassom numa.

pontuação que avalia a malignidade: Pontuação EU TIRADS 2017 (apêndice 1).

Para cada nódulo identificado, especificámos :

o O tamanho

o Ecoestrutura e ecogenicidade: Hipo, iso ou hiperecóico

o Contornos dos nódulos

o A presença ou ausência de calcificações intra-nodulares

o Estimativa do rácio altura/largura (H /l)

o O tipo de vascularização

○A presença ou ausência de adenomegalia satélite e as suas caraterísticas

• Citofunção da tiroide.

- Cintigrafia da tiroide para classificar os nódulos como hiperfixantes ou quentes, isofixantes e hipofixantes ou frios.

• O doseamento habitual da hormona TSH é sistemático. Se houver sinais de distiroidismo clínico e/ou biológico, mede-se T4 e T3.

• A medição da tireocalcitonina é solicitada no pré-operatório se houver suspeita clínica de cancro medular da tiroide.

4. Estudo analítico :

Os dados foram recolhidos através de um formulário analítico normalizado, sendo depois introduzidos e analisados através do software SPSS versão 21. Em seguida, realizámos um estudo estatístico analítico, comparando os dados ecográficos (classificação EUTIRADS 2017) com os resultados histológicos finais, o que nos permitiu calcular os seguintes parâmetros: sensibilidade, especificidade, valor preditivo positivo e valor preditivo negativo. Para o estudo analítico, a correlação foi examinada através do coeficiente de correlação do qui-quadrado de Pearson e, em caso de invalidade, através do teste exato bicaudal de Fisher. Os valores de sensibilidade, especificidade, VPP e VPN foram calculados através de tabelas de contingência. O nível de significância para P foi fixado em 0,05.

5. Pesquisa bibliográfica :

Efectuámos uma pesquisa exaustiva de referências bibliográficas utilizando as bases de dados Medline e Science Directe. As palavras-chave utilizadas na nossa pesquisa bibliográfica foram: nódulo da tiroide, ecografia, classificação EU-Tirads, fiabilidade, sensibilidade, anatomia patológica. Utilizando o sistema de referências associadas, alargámos a nossa pesquisa e foram recolhidas outras referências bibliográficas. Desta forma, reunimos mais de 60 artigos.

6. Considerações éticas :

Dado o seu carácter retrospetivo e observacional, este estudo não foi sujeito a consentimento prévio dos doentes incluídos. Não houve conflito de interesses pessoais incompatíveis com os objectivos deste trabalho. Todos os dados e informações deste estudo foram introduzidos e analisados de forma anónima.

RESULTADOS

1. Estudo descritivo

1.1. Caraterísticas epidemiológicas e clínicas

1.1.1. Repartição dos doentes por sexo e idade

Os doentes dividiam-se em 273 (91%) do sexo feminino e 27 (9%) do sexo masculino, o que corresponde a um rácio de sexo (M/F) de 0,1. A idade média dos doentes foi de 47,04 ± 12,58 anos, com extremos de 16 e 78 anos (Figura 1). A população geriátrica (>65 anos) representou 10,7% dos casos.

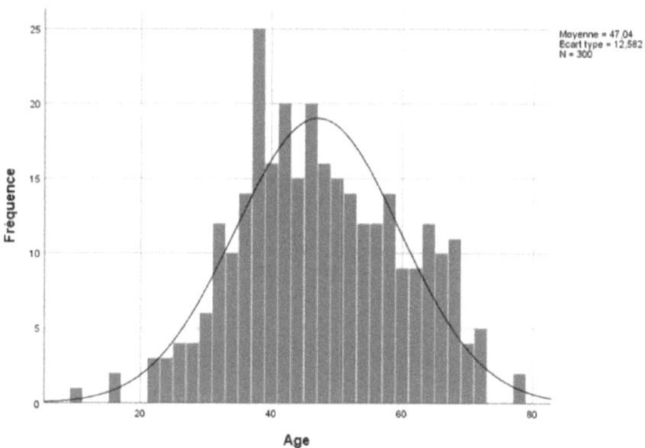

Figura 1: Repartição dos doentes por grupo etário

1.1.2. Repartição dos doentes por origem geográfica

A maioria dos doentes era do nordeste da Tunísia (Figura 2).

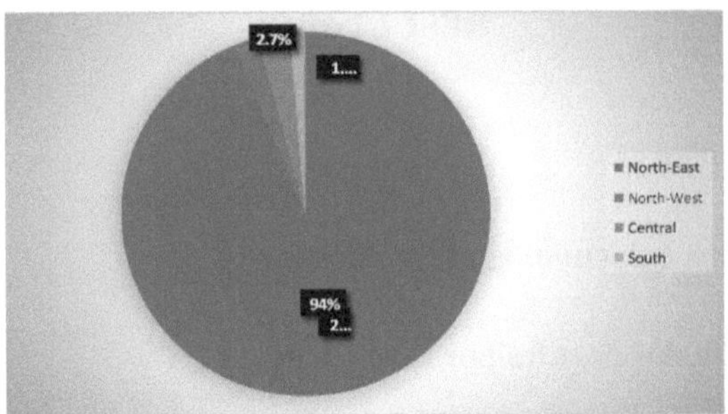

Figura 2: Repartição dos doentes por origem geográfica

1.1.3. História familiar e pessoal

Quarenta e nove (16,33%) doentes tinham uma história familiar de doença nodular da tiroide, maligna em 9 casos (3%). Relativamente aos antecedentes pessoais, a irradiação cervical foi registada em 1 (0,3%) casos.

1.1.4. Prazo e motivos da consulta

O tempo médio até à descoberta dos nódulos da tiroide foi de 10,55±10,84 meses (variando entre 1 mês e 8 anos). O motivo mais frequente de consulta foi o achado de tumefação básica cervical por familiares ou pelo próprio doente em 80,6% dos casos (Figura 3).

Doença de Basedow resistente em 2 doentes (0,6%). % de pacientes

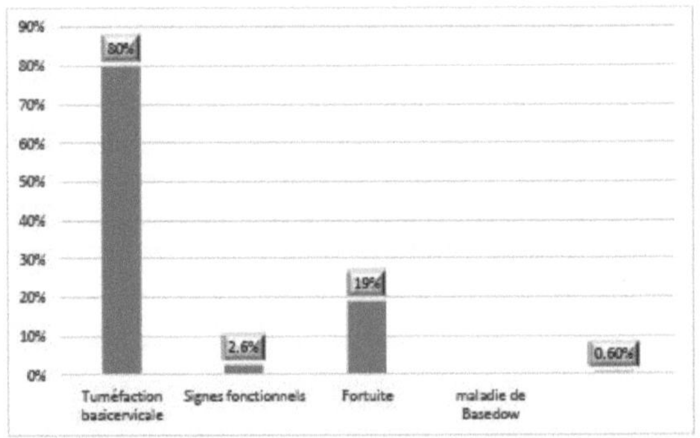

Figura 3: Distribuição dos doentes de acordo com as circunstâncias em que os nódulos da tiroide foram descobertos

1.1.5. Sinais funcionais

Apenas 18 doentes (6%) apresentavam sinais de distiroidismo: 12 casos de hipotiroidismo e 6 casos de hipertiroidismo (incluindo os 2 casos com história de doença de Graves). Os sinais de compressão foram registados em 29 doentes (9,7%), distribuídos da seguinte forma:

-disfagia em 24 casos (8%);

-Dispneia em 8 casos (2,7%)

-disfonia em 2 casos (0,7%).

1.1.6. Exame físico

1.1.6.1. Exame Cervical

O tamanho médio dos nódulos da tiroide foi de 3,59±1,55 cm (extremos de 0,5 e 10 cm). A Tabela I resume as várias caraterísticas da tumefação cervical encontradas no exame físico.

Sete doentes (2,3%) apresentavam adenopatias cervicais, todas firmes e homolaterais ao nódulo tiroideu (Tabela I), com um número médio por doente de 2,14±1,07 (extremos 1 e 4). O tamanho médio da adenopatia foi de 2,71±1,6 cm (extremos 1 e 5 cm).

Os grupos de gânglios linfáticos afectados distribuíram-se da seguinte forma (Figura 4):

- Grupo II em 3 casos;

- Grupo III em 4 casos;

- Grupo IV em 2 casos

- Grupo V em 2 casos.

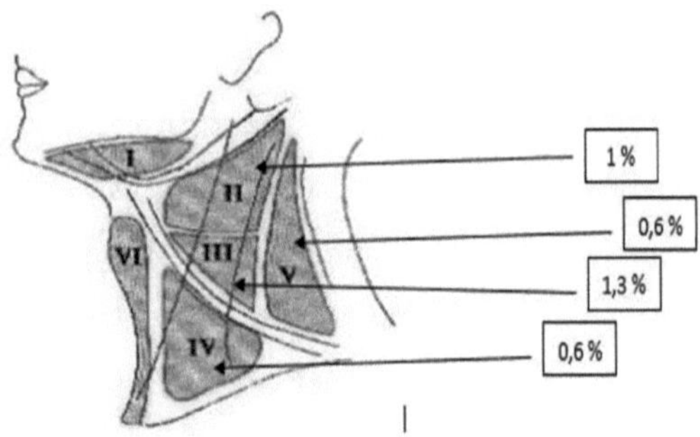

Figura 4: Agrupamento linfonodal da adenomegalia encontrada no exame cervical

1.1.6.2. Laringoscopia indireta

Apenas um paciente apresentou imobilidade das cordas vocais homolateral ao nódulo.

Tabela I: Caraterísticas clínicas dos nódulos da tiroide e da adenopatia cervical

Nódulos da tiroide			300
Tamanho médio	3,59 +/-155 c Exploração agrícola	283	94,3
Consistência	Difícil	17	5,7
Dor à palpação		0	0
Mobilidade da deglutição		300	100
Limites líquidos		287	95,67
Adenopatias		7	
Tamanho médio	2,14 +/- 1,07 cm		
Sede social	Setor II	3	1 %
	Setor III	4	1,3 %
	Setor IV	2	0,6 %
	Setor V	2	0,6 %
Lateralidade	Homolateral	7	100
Empresa de consistência		7	100

| Mobilidade em relação ao telemóvel | 6 | 85,7 |
| dois   planosFixe | 1 | 14,3 |

1.2. Dados da ecografia cervical

A maioria dos doentes apresentava uma tiroide heterogénea (90,3%), que não estava aumentada (62%). Os dados ecográficos dos nódulos da tiroide encontram-se na Tabela II.O tamanho médio dos nódulos da tiroide foi de 28,83±12,06 mm, com extremos que variaram entre 0,5 e 67 mm. A localização mais frequente foi a mediolobar, seguida do pólo superior. No estudo da ecoestrutura (Figura 5), a maioria dos nódulos (43,3%) era moderadamente hipoecogénica. As caraterísticas isoecóicas, hiperecóicas e severamente hipoecóicas tiveram frequências semelhantes. Um halo hipoecogénico do nódulo da tiroide foi observado em 22 casos (7,3%).

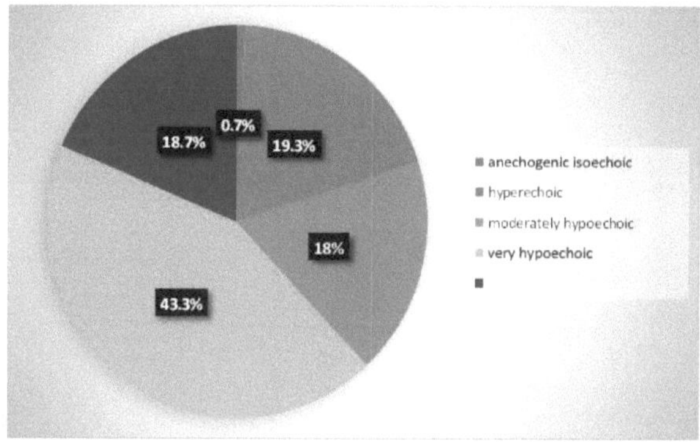

Figura 5: Ecogenicidade dos nódulos da tiroide

Finalmente, de acordo com a classificação EU-TIRADS, a maioria dos nódulos (39%) foi considerada EU-TIRADS 4 (Figura 6).

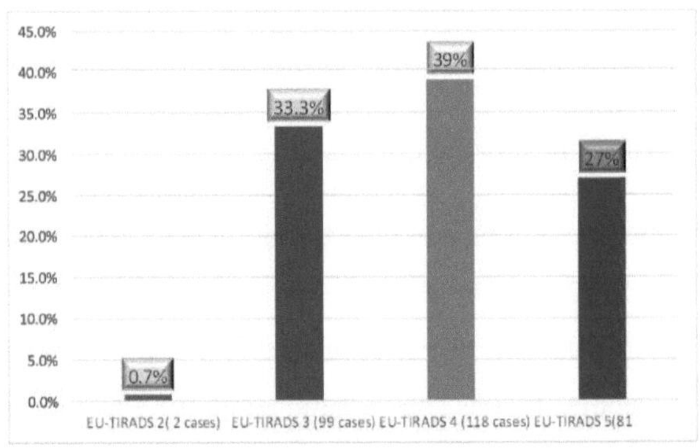

Figura 6: Distribuição dos doentes de acordo com a classificação EU-TIRADS

Ao exame clínico, sete pacientes (2,3%) apresentavam adenomegalia (Figura 7). As áreas linfonodais afectadas eram II em 3 casos, III em 4 casos, IV em 2 casos e cadeia V em 2 casos.

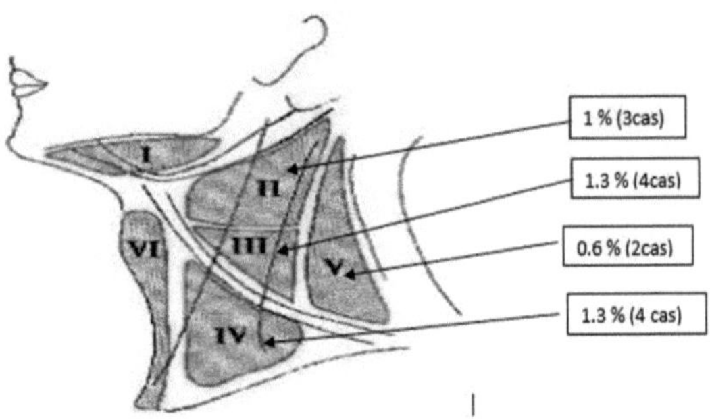

Figura 7: Grupos de gânglios linfáticos por ultrassom na adenomegalia

		N	%
Nodules			
Nombre	Unique	129	43
	Multiple	171	57
Siège	Lobe droit	162	54
	Lobe gauche	137	45,7
	Isthme	1	0,3
Forme	Plus large que haut	269	89,6
	Plus haut que large	31	10,3
Échogénicité	Anéchogène	2	0.7
	Isoéchogène	58	19.3
	Hyperéchogène	54	18
	Modérément Hypoéchogène	130	43,3
	Fortement hypoéchogène	56	18.7
Limite inférieure	Plongeant	10	3,3
	Non plongeant	290	96,7
Vascularisation	Centrale	64	21,3
	Périphérique	140	46,7
	Mixte	96	32
Contours	Réguliers	242	80,6
	Irréguliers	58	19,3
Calcifications		136	45,33
Nature	Micro	58	19,3
	Macro	78	26

Nódulos classificados como EUTIRADS 3, ou seja, isoecóicos, foram encontrados em 33,3% dos casos (Figura 8).

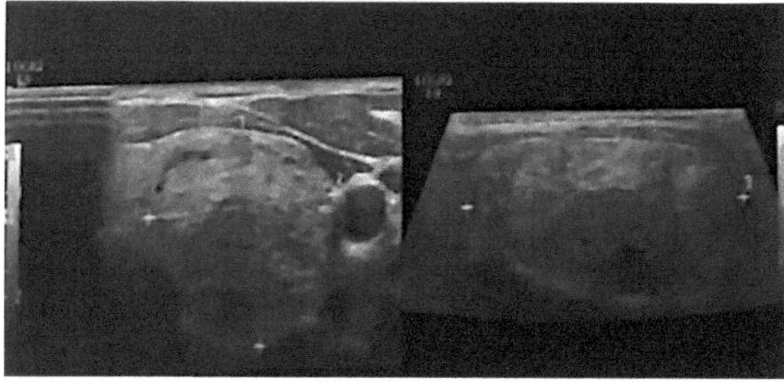

Figura 8: Nódulo lobar esquerdo isoecogénico heterogéneo de forma oval, medindo 47*23*20 mm, classificado EUTIRADS 3.

Os nódulos classificados como EUTIRADS 4, ou seja, moderadamente
hipoecogénicos, foram a maioria no nosso estudo, estando presentes em 39%
dos casos (Figura 9).

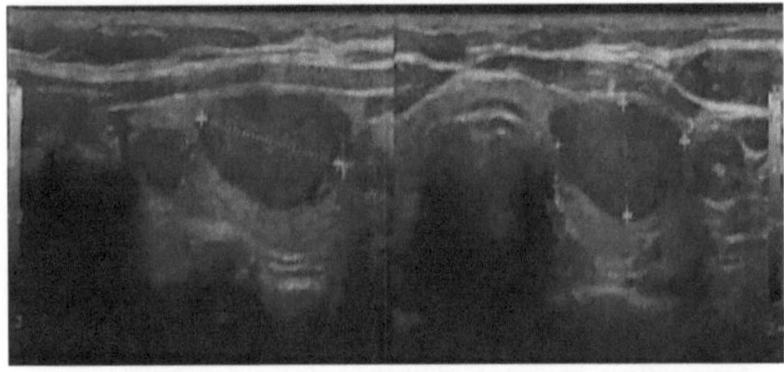

Figura 9: Nódulo lobar direito ovalado moderadamente hipoecogénico
classificado como EUTIRADS 4

Foram encontrados nódulos EUTIRADS 5 em 27% dos casos (Figura 10).

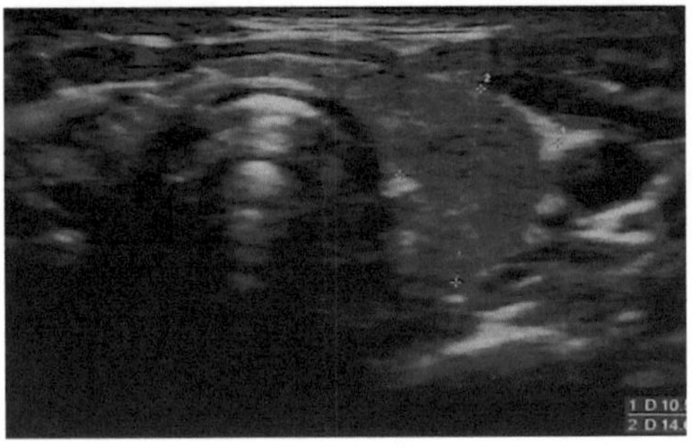

Figura 10: Nódulo lobar esquerdo isoecóico heterogéneo de forma não oval
(mais alto do que largo) contendo microcalcificações classificadas como
EUTIRADS 5.

1.3. Dados biológicos

O exame da tiroide revelou um:

- eutyroidismo em 294 casos (98%);

- hipotiroidismo em 3 casos (1%)

- hipertiroidismo em 3 casos (1%).

No que diz respeito aos marcadores tumorais, apenas um doente do nosso estudo realizou um teste de tirocalcitonina, que revelou um nível elevado de calcitonina.

A calcemia foi efectuada em todos os casos e era normal.

1.4. Dados da tomografia computadorizada cérvico-torácica

Foram efectuadas tomografias computorizadas cervico-torácicas em 13 doentes (4,3%) (quando havia dúvidas de que 12 doentes tinham um tumor em mergulho e 1 doente tinha uma adenopatia precessiva).

Ela revelou:

- Carácter mergulhante em 11 casos (84,6%) (extensão para o mediastino superior anterior em 9 casos e para o mediastino superior posterior em 2 casos)
- Compressão e desvio da traqueia em 6 casos (46% dos casos)

- Contacto direto com estruturas vasculares em 5 casos (38% dos casos); contacto direto com o arco aórtico em 1 caso, 2 casos de contacto direto com o tronco arterial braquiocefálico e 3 com o tronco venoso braquiocefálico.

- Compressão do esófago em 3 casos (23,07%)

- Para a adenopatia precessiva, a tomografia computadorizada mostrava uma corrida linfonodal jugulocarotídea com a presença de uma adenopatia que entra em contacto com a artéria carótida primária, preservando o bordo adiposo com infiltração da gordura pré-nodal associada às adenopatias espinhais sub-centimétricas.

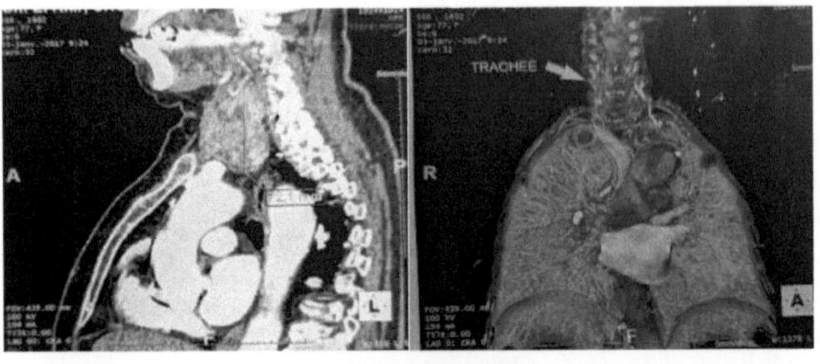

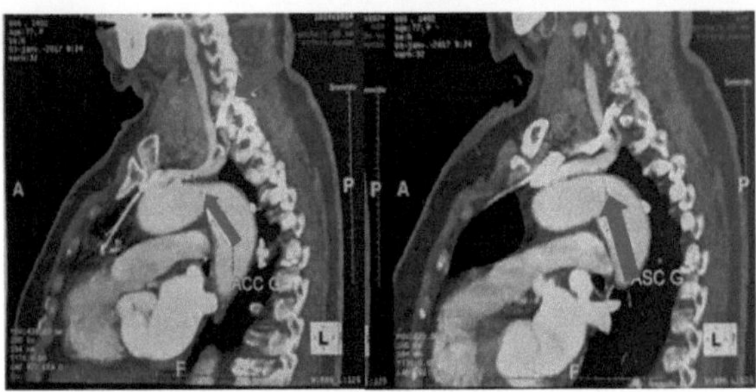

Figura 11: TAC cérvico-torácica em cortes sagital (a,c,d) e coronal (b) mostrando um bócio mergulhando à custa do lobo esquerdo da glândula tiroide (a), estendendo-se 2 cm para além do bordo superior do esterno, causando um desvio lateral para a direita da traqueia (b) e o esófago repousando inferiormente na origem dos troncos arteriais supra-aórticos (d) e empurrando a artéria carótida comum esquerda para a esquerda (c).

1.5. Dados da cintigrafia da tiroide

Apenas três doentes tinham sido submetidos a uma cintigrafia da tiroide (como parte de um exame da tiroide). Mostrou um bócio hiperfixante em 2 doentes e um nódulo frio no caso restante.

1.6. Dados da biópsia por agulha fina

A citofunção da tiroide foi realizada em 71 doentes (23,67%) com um tamanho médio de 22,16 mm (com extremos de 10 e 45 mm). Adoptámos as recomendações de citofunção publicadas no algoritmo da última classificação

EUTIRADS 2017 (apêndice 2). Para os diferentes nódulos puncionados no nosso estudo, os resultados corresponderam à classificação Bethesda 2017 (apêndice 3) e foram os seguintes (tabela III):

Quadro III: Repartição dos doentes por resultado da citologia

	Nombre des patients	Pourcentage
I-Non diagnostiqué	1	1,41
II-Bénin	8	11,27
III-atypies de signification indéterminée ou lésion folliculaire de signification indéterminée	21	29,58
IV-néoplasme folliculaire ou néoplasme folliculaire à cellules oncocytaires	16	22,54
V-lésions suspectes de malignité	15	21,16
VI-malin	10	14,08

Os dados da classificação Bethesda de acordo com a classificação EUTIRADS

são apresentados em pormenor no Quadro IV :

EUTIRADS	Bethesda (annexe 3)	I	II	III	IV	V	VI	Non faite	Total
2	Effectif	0	0	0	0	0	0	2	2
	% par rapport aux cytoponctions faites	0	0	0	0	0	0		
3	Effectif	0	3	8	3	1	0	84	99
	% par rapport aux cytoponctions faites (n=15)	0	20	53,3	20	6,6	0		
4	Effectif	0	4	8	6	10	0	90	118
	% par rapport aux cytoponctions faites (n=28)	0	14,3	28,6	21,4	35,7	0		
5	Effectif	1	1	5	7	4	10	53	81
	% par rapport aux cytoponctions faites (n=28)	3,6	3,6	17,5	25	14,3	35,7		
Total		1	8	21	16	15	10	229	300

Tabela IV: Resultados da citologia de acordo com a classificação EUTIRADS

Além disso, dois doentes foram submetidos a citopunctura de gânglios linfáticos com medição da tiroglobulina no líquido da citopunctura, tendo sido detectado um nível elevado num único doente com metástases de gânglios linfáticos de carcinoma papilar da tiroide.

1.7. Abordagem cirúrgica inicial

Praticámos como um primeiro gesto:

- loboisthmectomia em 191 casos (63,7%);

- tiroidectomia total em 109 casos (36,3%);

- dissecção de gânglios linfáticos recorrentes em 115 casos (38,3%), uni e bilateralmente em 53 (17,7%) e 62 (20,7%) casos, respetivamente

- foi efectuada uma dissecção linfonodal lateral (grupos II III IV) em

7 casos (2,3%) devido à presença de adenomegalia associada a nódulos malignos confirmados em exame extemporâneo, dos quais apenas um caso era bilateral devido à presença de adenomegalia superior a 3 cm.

O exame extemporâneo revelou os seguintes resultados:

- Benim: 118 casos (39,3%)

- À espera de resultados anatomopatológicos definitivos (PFRA): 125 casos (41,7%)

- Maligno: 57 casos, ou seja, 19% dos casos.

1.8. Exame anatomopatológico definitivo

O exame anatomopatológico revelou :

-Lesões malignas em 140 casos (46,7%), repartidas da seguinte forma

- carcinoma papilar em 130 casos (92,8%)

- carcinoma vesicular em 8 casos (5,7%)

- carcinoma anaplásico em 1 caso (0,7%)

- carcinoma medular em 1 caso (0,7%)

-uma lesão benigna em 152 casos (50,7%) e

Uma neoplasia folicular não invasiva da tiroide com caraterísticas nucleares de carcinoma papilar (NIFTP) em 8 casos (2,7%). As caraterísticas das lesões malignas são apresentadas na Tabela V, incluindo as variantes do carcinoma papilar.

Tabela V: Caraterísticas anatomopatológicas das lesões malignas

Número de Percentagem

	pacientes	%
Rutura capsular	12	8,6
Embolia vascular	19	13,6
Metástases recorrentes em gânglios linfáticos	15	10,7
Metástases nos gânglios linfáticos laterais	2	1,42
Tipo		
Carcinoma papilar * Variantes :	130	92,8
Microcarcinoma papilar	48	36,9
Vesicular	61	46,9
Oncocítico	11	8,5
Tipo Warthin	4	3,1
Célula cilíndrica	2	1,5
Sólido	2	1,5
Célula alta	2	1,5
Carcinoma vesicular	8	5,7
Carcinoma anaplásico	1	0,7
Carcinoma medular	1	0.7

1.9. Abordagem cirúrgica complementar

Foi necessário efetuar um procedimento adicional como :

- tiroidectomia total em 73 doentes (24,3%), 18 dos quais com microcarcinoma papilar (multifocalidade em 12 doentes, rutura capsular em 3 doentes, êmbolos tumorais em 3 doentes);

- A totalização foi acompanhada de ressecção recidivante contralateral em todos os 73 doentes.

1.10. Complicações pós-operatórias

A evolução pós-operatória foi marcada pelo aparecimento de um hematoma no compartimento da tiroide e supuração da parede em 1 (0,3%) e 2 (0,6%) casos, respetivamente. Foi registada paralisia recorrente em 20 doentes, transitória em 16 casos (5,3%) e permanente em 4 casos (0,13%). Para além disso, apenas um doente que sofreu um corte lateral apresentou uma síndrome do ombro doloroso.

1.11. IRAterapia e opoterapia de substituição

Cento e vinte e cinco doentes (41,7%) foram tratados com iodo radioativo durante a retirada. O número médio de cursos e de doses de iodo foi de 1,25±0,5 (1-4 cursos) e variou entre 30 e 400 mCi (doses cumulativas), respetivamente. As doses foram administradas (tabela VI) de acordo com a classificação do risco de recidiva (baixo, médio e alto risco) (anexo 4). Treze doentes não receberam terapêutica com FRA para microcarcinoma papilar unifocal sem metástases linfonodais ou metástases à distância, pT1aN0M0. O tratamento com L-tiroxina para fins preventivos foi necessário em 140 doentes (46,6%) e para fins de substituição em 41 casos (13,6%).

Tabela VI: Distribuição de pacientes e doses de terapia com IRA de acordo com o risco de recaída

	Nombre	Dose d'Irathérapie
Faible risque	40	Dose cumulée : 30-100 mci (30 mci/séance)
Risque Moyen	49	Dose cumulée : 100-200 mci (100mci/séance)
Haut risque	36	Dose cumulée : 100-400mci (100 mci /séance)

1.12. Quimioterapia / radioterapia pós-operatória :

O doente, que sofria de carcinoma anaplásico, foi proposto para quimioterapia pós-operatória, mas perdeu posteriormente o seguimento. O doente com um carcinoma medular foi submetido a radioterapia pós-operatória na sequência de uma recidiva linfonodal que tinha sido ressecada cirurgicamente.

1.13. Vigilância :

Os nossos doentes foram acompanhados principalmente do ponto de vista clínico e biológico, com uma consulta A de 3 em 3 meses durante o primeiro ano e depois de 6 em 6 meses. Sessenta e oito doentes foram perdidos no seguimento, 12 dos quais tinham sido tratados para cancro da tiroide (incluindo o doente com cancro anaplásico). Os níveis de TSH foram verificados em todos os nossos doentes no pós-operatório e a dose de L-tiroxina foi ajustada de acordo com o objetivo (dose frenadora ou substitutiva).Foram medidos os níveis de tiroglobulina e de anticorpos anti-tiroglobulina nos doentes tratados por carcinoma diferenciado: verificámos níveis elevados de tiroglobulina e de anticorpos anti-tiroglobulina após a irradiação em 20 doentes, 6 dos quais foram submetidos a nova cirurgia por recidiva linfonodal (carcinoma papilar inicialmente classificado como de alto risco) e 14 dos quais foram submetidos a sessões adicionais de irradiação com posterior normalização dos valores de tiroglobulina e de anticorpos anti-tiroglobulina. O controlo anual por ecografia foi efectuado de forma sistemática para os doentes com carcinoma (n=140) e NIFTP (n=8). Foi efectuada uma ecografia de seguimento, apesar de uma histologia benigna, para os doentes submetidos a lobo-histectomia e nos quais suspeitámos de um nódulo no lobo clinicamente restante (n=35). A calcitonina foi medida no pós-operatório num doente com carcinoma medular. O nível estava elevado para 1200 ng/l em relação a uma recidiva linfonodal lateral, para a qual o doente foi submetido a uma cura funcional contralateral seguida de radioterapia pós-operatória.

2. Estudo analítico

2.1. População: "Benin" e "Malin"

Inicialmente não incluímos neste estudo casos de lesão anatomopatológica do tipo NIFTP (N=8) Foi efectuado um estudo de associação entre a classificação EU-TIRADS realizada após ecografia cervical e os resultados anatomopatológicos. Os resultados obtidos foram os seguintes (Tabela VII):

Tabela VII: Associação entre a classificação EU-TIRADS e a classificação anatomopatológica do estudo

Classificação Achados patológicos

UE-TIRADOS	Malin	Benim
2	0 (0%)	2 (1,3%)
3	31 (22,1%)	66 (43,4%)
4	58 (41,4%)	54 (35,5%)
5	51 (36,4%)	30 (19,7%)

2.1.1. Correlação entre a pontuação EU-TIRADS 3 e o estudo patológico

Noventa e sete doentes (32,3% da população total) tinham nódulos classificados como EU-TIRADS 3, que foram confirmados como benignos por exame patológico na maioria dos casos (66/97 ou 68%). Este resultado foi estatisticamente significativo (**p<0,05**) (Figura 12).

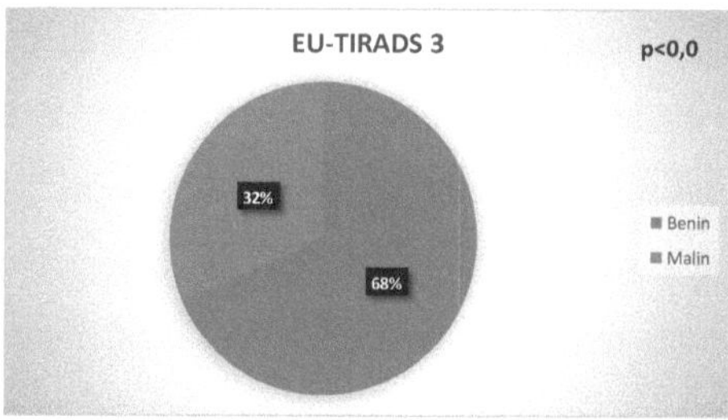

Figura 12: Distribuição dos nódulos EU-TIRADS 3 de acordo com o resultado anatomopatológico

A sensibilidade e a especificidade da pontuação EU-TIRADS 3 foram de 22,1% e 55,9%, com um VPP e um VPN de 31,6% e 43,8%, respetivamente.

2.1.2. Relação entre a pontuação EU-TIRADS SCORE 4 e o estudo anatomopatológico

Na nossa população, 112 (37,33%) doentes tinham nódulos classificados como EU-TIRADS 4. O número de lesões benignas e malignas encontradas no exame patológico foi comparável, com 54 (48,2%) e 58 (51,7%) casos, respetivamente (p=0,249). A sensibilidade e a especificidade da pontuação EU-TIRADS 4 foram de 41,4% e 65,1%, com um VPP e um VPN de 52,3% e 54,7%, respetivamente.

2.1.3. Pontuação EU-TIRADS 5 e estudo anatomopatológico

Oitenta e um (27,7%) doentes tinham nódulos classificados como EU-TIRADS 5. No estudo anatomopatológico, 30 (37%) nódulos eram benignos e 51 (63%) malignos. A sensibilidade e a especificidade da pontuação EU-TIRADS 5 foram de 36,4% e 80,3%, com um VPP e um VPN de 63% e 57,8%, respetivamente. Foi determinada uma associação estatística a favor da malignidade entre a pontuação EU-TIRADS 5 e o estudo patológico, com uma diferença significativa **(p=0,001)**.

Estudámos também a associação entre os achados patológicos e os vários critérios ecográficos que definem a classe EU-TIRADS 5 (tabela VIII). Apenas os contornos irregulares e a hipoecogenicidade elevada foram significativamente mais frequentes nas lesões malignas, com sensibilidade e especificidade de 62% e 85,2% para os contornos irregulares, respetivamente, e 76,5% e 43,3% para a hipoecogenicidade elevada, respetivamente. As duas caraterísticas ecográficas restantes, microcalcificações e forma não oval, tiveram sensibilidades e especificidades de 78,4% e 40% e 35,4% e 62%, respetivamente (Tabela IX).

Tabela VIII: Associação entre os sinais de ultrassom EU-TIRADS 5 e estudo anatomopatológico

Signes échographiques	Résultats anatomopathologiques		P
	Malin	Bénin	
Contours irréguliers	31 (60,8%)	4 (13,33%)	<0,01
Nodule fortement hypoéchogène	39 (76,5%)	17 (56,7%)	0,049
microcalcifications	40 (78,4%)	18 (60%)	0,076
Forme non ovale	17 (33,3%)	11 (36,7%)	0,824

Quadro IX: Sensibilidade e especificidade dos sinais de ultrassom do EU-TIRADS 5

Signes échographiques	Sensibilité	spécificité
Contours irréguliers	85,2 %	43.3 %
Nodule fortement hypoéchogène	62 %	76.5 %
microcalcifications	87,4 %	40 %
Forme non ovale	35,4 %	62 %

De seguida, estudámos o impacto da associação dos critérios ecográficos no risco de malignidade, tendo verificado que a associação de mais de dois critérios se associou à maior percentagem de malignidade, que foi de 86,7% (tabela X), Quanto aos diferentes tipos de associação dos critérios ecográficos, no nosso estudo, as diferentes combinações de critérios caracterizaram-se por uma elevada percentagem de malignidade com uma taxa que variou entre 81 e 96%. A associação de hipoecogenicidade e microcalcificações representou a associação estatisticamente mais relacionada com malignidade (Tabela X).

Quadro X: Impacto da combinação dos critérios de ecografia EU-TIRADS 5 no risco de malignidade

Nódulo EUTIRADS 5	Número	Exame anatomopatológico maligno
Um único critério	20 (24,7%)	6(30%)
Dois critérios	31(38.3%)	19(61,3%)
>dois critérios	30(37%)	26(86,7%)

Tabela XI: Relação entre malignidade e diferentes combinações de critérios do EUTIRADS 5

Nodule EUTIRADS 5	Nombre	Examen anatomopathologique malin
Hypoéchogénicité +contours irréguliers	26 (32,1%)	24(92,3%)
Hypoéchogénicité +microcalcifications	37(45,7%)	30(81,1%)
Contours irréguliers +microcalcifications	25(30,9%)	24(96%)

Verificámos que a percentagem de previsão de malignidade diminuía com o aumento do tamanho do nódulo. Para os nódulos com mais de 30 mm, a percentagem foi de apenas 30%, em comparação com 100% para os nódulos com menos de 10 mm (tabela XII).

Tabela XII: Previsão de malignidade com a pontuação EU-TIRADS 5 de acordo com o tamanho do nódulo (limiar de 30 mm)

Tamanho do nódulo	Número	Exame anatomopatológico maligno
< 10 mm	7 (8,6%)	7(100%)
10 - 30 mm	54(66,7%)	38(70,4%)
>30 mm	20(24,7%)	6(30%)

2.2. População: Benim, Malim e NIFTP

Na nossa população total, foram identificados oito casos de lesões do tipo NIFTP. Numa segunda fase, efectuámos o mesmo estudo analítico que para a 2.1.por um lado, na população: "Benin+NIFTP" versus "Malin", por outro lado, na população: "Esta entidade anátomo-patológica "NIFTP", quer adicionada ao grupo "Benin" quer ao grupo "Malin", não alterou os resultados em relação à análise que não incluiu o NIFTP (p = 0,723), quadros XIII e XIV. Seis dos 8 casos foram classificados como EU-TIRADS 4, enquanto os restantes 2 foram EU-TIRADS 3.

Tabela XIII: Associação entre a classificação EUTIRADS 2017 e o estudo anatomopatologia, incluindo o NIFTP na malignidade

Classification EUTIRADS	Résultats histologiques		Total
	Malin (+NIFTP)	Bénin	
2	0	2 (1,31%)	
3	33 (22,3 %)	66 (43,4%)	
4	64 (43,2 %)	54 (35,5%)	
5	51 (34,45 %)	30 (19,7%)	
Total	148	152	300

Quadro XIV: Associação entre a classificação EUTIRADS 2017 e o estudo anatomopatologia, incluindo NIFTP na benignidade

Classification EUTIRADS	Résultats histologiques		Total
	Malin	Bénin (+NIFTP)	
2	0	2 (1,35%)	
3	31 (22,1 %)	68 (42,5%)	
4	58 (41,4 %)	60 (37,5%)	
5	51 (36,4 %)	30 (18,75%)	
Total	140	160	300

DISCUSSÃO

1. Principais resultados :

Realizamos um estudo retrospetivo monocêntrico no departamento de otorrinolaringologia e CCF do hospital Mohamed Taher Maâmouri Nabeul, que incluiu 300 pacientes com patologia nodular da tireoide operados em nosso departamento durante um período de três anos, de julho de 2017 a julho de 2020. A idade média dos pacientes foi de 47,04 anos [extremos de 10 anos e 78 anos]. Verificou-se um claro predomínio do sexo feminino com um rácio de 0,1. O tempo médio de consulta foi de 10 meses. A tumefação anterior da base da coluna cervical foi o motivo de consulta mais frequente, associado a disfagia em 8% dos casos, dispneia em 2,7% e disfonia em 0,7%. A tumefação anterior da base da coluna cervical era firme e móvel à deglutição em 94 dos casos, associada a adenomegalia homolateral em 2,3% dos casos, apenas um doente apresentava imobilidade da corda vocal homolateral ao nódulo. Na ultrassonografia cervical, o tamanho médio dos nódulos foi de 28,83 mm, com extremos variando de 0,5 a 67 mm, 57% dos nossos pacientes apresentavam bócio multinodular, com plunging em 3,3% dos casos, a localização mais freqüente foi a mediolobar seguida do pólo superior. A maioria dos nódulos era moderadamente hipoecóica (43,3%), com frequências semelhantes de caraterísticas isoecóicas, hiperecóicas e gravemente hipoecóicas. Os nódulos foram classificados como EUTIRADS 2, 3, 4 e 5 em 0,7%, 33,3%, 39% e 27% dos casos, respetivamente. De acordo com o exame clínico, sete doentes (2,3%) apresentavam adenopatia. As áreas linfonodais envolvidas eram III+IV em 2 casos e II+III, II+V, III, IV e II+IV+V em 1 caso cada. Foram efectuadas tomografias computorizadas cervicotorácicas em 13 doentes, tendo sido patológicas em 11. A citopunção com agulha fina foi realizada em 71 pacientes (23,6%), de acordo com a classificação de Bethesda de 2017, os nódulos puncionados foram classificados como Bethesda I, II, III, IV, V e VI em 1,41%,

11,27%, 29,58%, 22,54%, 21,1%+ e 14,08%, respetivamente. Como cirurgia de primeira linha, os nossos doentes foram submetidos a lobo-histectomia em 191 (63,7%) casos, tiroidectomia total em 108 casos (36%), dissecção de gânglios linfáticos recorrentes em 115 casos (38,3%) e dissecção de gânglios linfáticos laterais em 7 casos (2,3%), sendo que apenas um foi bilateral. O exame extemporâneo revelou tumores benignos em 118 casos (39,3%), aguardando resultado anatomopatológico definitivo (PFAR) em 125 casos (41,7%) e malignos em 57 casos (19%). O exame anatomopatológico definitivo revelou lesões malignas em 140 casos (46,7%), dos quais o carcinoma papilar representou 91,4% dos casos, seguido do carcinoma vesicular em 5,7% dos casos, com um caso de carcinoma medular e um caso de carcinoma anaplásico. Cento e cinquenta e dois doentes apresentavam lesões benignas (50,7%) e apenas 8 casos de lesões do tipo NIFTP (2,7%). Em 73 doentes (24,3% dos casos) foi necessário efetuar um procedimento adicional, como a tiroidectomia total combinada com curativo recidivante contralateral. A evolução pós-operatória foi marcada pelo aparecimento de um hematoma no compartimento da tiroide e supuração da parede em 1 (0,3%) e 2 (0,6%) casos, respetivamente. Registou-se paralisia recurencial em 20 doentes, transitória em 16 (5,3%) e permanente em 4 (0,13%). Para além disso, apenas um doente que sofreu um corte lateral apresentou uma síndrome do ombro doloroso. O tratamento complementar com terapia ARF foi necessário em 125 pacientes (41,7%). A opoterapia de substituição foi indicada em 41 doentes e foi eficaz em 140 casos (53%). Foi efectuado um estudo estatístico para comparar os dados da ecografia (classificação EUTIRADS 2017) com os resultados histológicos definitivos. No final do estudo analítico, encontrámos percentagens de previsão de malignidade de 0%, 22,1%, 41,4% e 36,4% para os nódulos classificados como EUTIRADS 2, 3, 4 e 5, respetivamente. Os nódulos classificados como EUTIRADS 3 apresentaram uma sensibilidade, especificidade, VPP e VPN de 22,1%, 55,9%, 31,6% e 43,8%, respetivamente, com um valor de p significativo (p<0,01). Os nódulos classificados como EUTIRADS 4 tiveram uma sensibilidade e especificidade de 41,4% e 65,1% com um VPP e VAL de 52,3% e 54,7%, respetivamente, e um valor de p não significativo (0,249). Os nódulos classificados como EUTIRADS 5 apresentaram uma sensibilidade e especificidade de 36,4% e 80,3% com um VPP e um VAL de 63% e 57,8%, respetivamente. Foi determinada uma associação estatística a favor de malignidade entre a pontuação EU-TIRADS 5 e o estudo patológico, com uma diferença significativa (**p=0,001**). Estudámos também a associação entre os achados patológicos e os vários critérios ecográficos que definem a classe EU-TIRADS 5. Apenas os contornos irregulares e a elevada hipoecogenicidade foram significativamente mais frequentes nas lesões malignas, com sensibilidade e especificidade de 62% e 85,2% e 76,5% e 43,3%, respetivamente. Além disso, verificámos que a associação de mais de dois critérios teve uma percentagem de malignidade superior à da presença de um único critério, que foi de 86,7%. A associação de hipoecogenicidade e microcalcificações foi mais significativamente relacionada com malignidade. Efectuámos o mesmo estudo analítico na população "Benigna+NIFTP" versus "Maligna" e na população: "Malin+NIFTP" versus "Benin" e esta entidade não alterou os resultados.

2. Pontos fortes e fracos do estudo :

2.1. Limitações do nosso estudo :

2.1.1. Carácter retrospetivo do estudo

O nosso trabalho foi um estudo retrospetivo, realizado ao longo de 3 anos. A natureza retrospetiva do estudo significa que pode haver uma falta de dados nos ficheiros. No entanto, os dados em falta foram considerados como tendo um impacto menor nos resultados.

2.1.2. Viés de seleção :

Apenas foram incluídos nódulos operados e o risco de malignidade por ecografia é relativamente mais elevado em comparação com uma amostra que incluísse todos os nódulos. A nossa população era essencialmente da região nordeste e, por conseguinte, não era representativa de todas as regiões da Tunísia. Por outro lado, as ecografias não foram efectuadas pelo mesmo radiologista, o que implica um risco de variabilidade inter-observador na avaliação dos nódulos da tiroide.

2.2. Os pontos fortes do nosso estudo :

2.2.1. Tamanho da amostra :

O nosso estudo incluiu 300 doentes durante um período de 3 anos. Trata-se, portanto, de uma das maiores séries efectuadas no nosso país durante este curto período.

2.2.2. Exatidão da avaliação :

Comparámos as várias classes de ecografia EUTIRADS com os resultados do exame histológico definitivo, bem como os vários critérios EUTIRADS 5 e as suas associações, permitindo uma avaliação precisa do desempenho diagnóstico da ecografia.

3. Classificação e previsão de malignidade EUTIRADS 2017 :

3.1. Lembrete sobre a classificação EUTIRADS 2017 :

Em 2017, a Associação Europeia de Endocrinologia (ETA) propôs a criação de novas diretrizes e publicou um novo TIRADS simplificado, designado EUTIRADS para "European - Thyroid Imaging and Reporting Data System", com o mesmo objetivo de melhorar a reprodutibilidade entre observadores e simplificar a comunicação dos resultados.

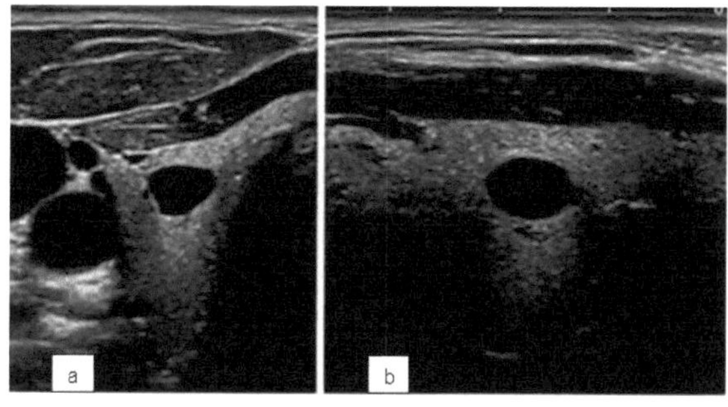

EUTIRADS 2: a/ Secção transversal e b/ Secção longitudinal [9] Quisto anecogénico puro

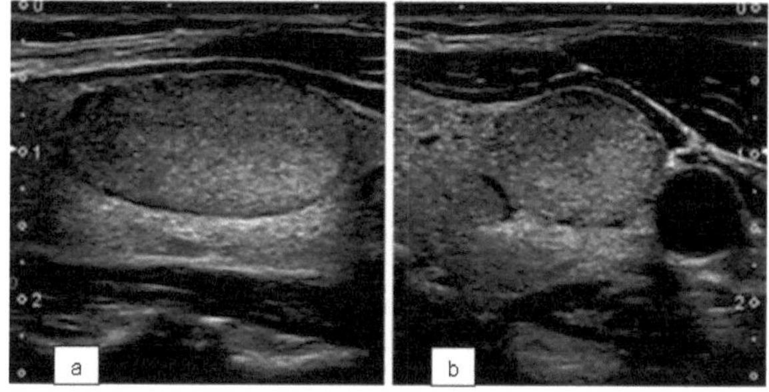

EUTIRADS 3: a/ Secção longitudinal. b/ Secção transversal [9].

Nódulo isoecóico de baixo risco com forma oval e margens lisas sem caraterísticas de alto risco

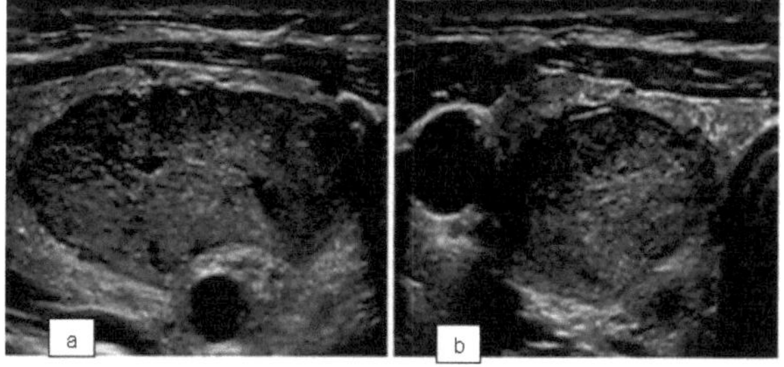

EUTIRADS 4: a/Secção longitudinal. b/Secção transversal [9].

Nódulo ligeiramente hipoecogénico de forma oval e contornos regulares, sem caraterísticas de alto risco.

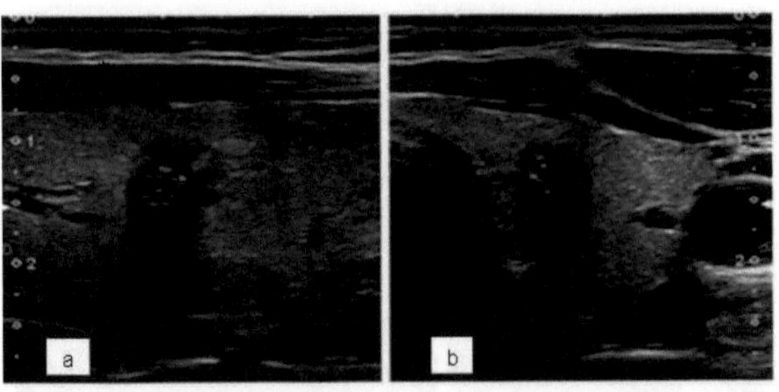

EUTIRADS 5 : a/ Secção longitudinal. b/ Secção transversal[9].

Nódulo de alto risco com forma não oval, margens especuladas, microcalcificações e hipoecogenicidade marcada *hipoecogenicidade marcada: mais escuro do que os músculos circundantes; forma suspeita: não oval (mais alto do que largo ou redondo); margens irregulares incluindo microlobuladas, espiculadas e sugestivas de extensão extratiroideia; microcalcificações: calcificações com cerca de 1 mm de tamanho sem sombra posterior localizadas no componente sólido de um nódulo)[10].

3.2. Risco de malignidade e classificação EUTIRADS :

Na nossa série, foram observados nódulos benignos em 152 doentes e nódulos malignos em 140 doentes. Várias séries examinaram a fiabilidade da classificação EUTIRADS na previsão de malignidade: Um estudo prospetivo realizado por Roussanka [11], que investigou o desempenho da classificação EUTIRADS na previsão de malignidade em 783 nódulos da tiroide, revelou uma taxa de malignidade de 0% na categoria 2, 0% na categoria 3, 3,8% na categoria 4 e 30,6% na categoria 5. [11] No nosso estudo, o risco de malignidade para cada categoria foi de 0%. 22%, 41% e 36% para os escores 2, 3, 4 e 5, respetivamente. Os nossos resultados são consistentes com os encontrados noutras séries [12] [13]. [14] e [15], relativamente à taxa de malignidade superior à recomendada nos EUTIRADS 3 (> 3%) e EUTIRADS 4 (> 17%). Quanto à categoria EUTIRADS 5, os nossos resultados são consistentes com os de Hasnaoui [15], Roussanka [11] e Dobruch-sobrzack [16], com uma taxa próxima do limite inferior das diretrizes da Associação Europeia da Tiroide (26%) [9]. No entanto, entre estes diferentes estudos, encontrámos aqueles que relataram uma taxa de malignidade para a categoria 5 próxima do limite superior das diretrizes, alguns excedendo este limite (86%) [12-14] (Os resultados das diferentes séries estão resumidos na Tabela XV).

Quadro XV: Risco de malignidade de acordo com a classificação EUTIRADS

Score EUTIRADS	Risque de malignité %							
	Filali et al [12]	Hasnaoui et al [15]	Castellana et al [14]	Roussanka et al[11]	Chatti et al [13]	Dobruch-Sobczak et al [16]	Myzia et al[17]	Notre série
EUTIRADS 2	0 %	2.27 %	0.5 %	0 %	0 %	0 %	0 %	0 %
EUTIRADS 3	20 %	7.18 %	5.9 %	0%	15.6 %	3 %	12 %	22,1%
EUTIRADS 4	31.25 %	7.4 %	21.4 %	3.8 %	69 %	19 %	35 %	41%
EUTIRADS 5	100 %	30.4 %	76.1 %	30.6 %	76.9 %	43 %	53 %	35 %

No nosso estudo, a sensibilidade, a especificidade, o VPP e o VAL foram de 77%, 69%, 56% e 69%, respetivamente. Estes resultados mostram uma sensibilidade inferior à da literatura, o que significa que existe uma maior percentagem de falsos negativos. Estes dados podem ser explicados pelo facto de a ecografia da tiroide no nosso estudo ter sido realizada por diferentes radiologistas com experiência diferente, alguns dos quais eram novos na pontuação EUTIRADS 2017 e, por conseguinte, aumentaram a variabilidade interobservadores. Os nossos resultados são semelhantes aos encontrados por Hasnaoui e Chatti [13,15] (tabela XVI).

Tabela XVI: Comparação entre os resultados da nossa série e os da literatura relativamente ao desempenho diagnóstico do sistema EUTIRADS

Série Score EUTIRADS	Roussanka et al [11]	Filali et al [12]	Hasnaoui et al[15]	Castellana et al [14]	Chatti et al [13]	Notre série
Sensibilité	91.3 %	87%	76 %	83.5 %	60 %	77 %
Spécificité	74.6 %	83%	62 %	84.3 %	82 %	69 %
VPP	30.6 %	73 %	26 %	76.1 %	77 %	56%
VPN	98.6 %	92 %	93 %	85.4 %	67 %	69%

Sillery et al e kovatcheva et al demonstraram, nos seus estudos sobre os aspectos ecográficos do carcinoma da tiroide, que as caraterísticas ecográficas suspeitas avaliadas no EU-TIRADS são altamente específicas para o carcinoma papilar da tiroide, mas não estão validadas para o cancro folicular da tiroide, que tem frequentemente uma aparência ecográfica de baixo risco[11,18]. Existem opiniões divergentes quanto à capacidade do TIRADS para reconhecer carcinomas foliculares. A American Thyroid Association (ATA) considera que os carcinomas foliculares com menos de 20 mm de diâmetro máximo podem não ser reconhecidos porque raramente ocorrem metástases à distância nestas lesões[19].

Solimosy et al não encontraram diferenças significativas entre o carcinoma papilar da tiroide (CPT) e o carcinoma medular da tiroide (CMT) na presença de caraterísticas ecográficas suspeitas e verificaram que o desempenho do EU-TIRADS no diagnóstico do CMT é tão bom como no do CPT[20,21] . Yan Shen et al demonstraram que o EU-TIRADS tem a melhor eficácia diagnóstica, com a sensibilidade, o VPP e a exatidão mais elevados para a identificação do carcinoma medular (61,8%, 75,0% e 79,2%, respetivamente)[22] .

Vários autores compararam os diferentes sistemas TIRADS e T.XU et al [23] demonstraram que o EU-TIRADS tem uma maior reprodutibilidade do que o ACR-TIRADS e o KSThR-TIRADS, provavelmente devido a um maior número de testes TIRADS, a um nível mais baixo de caraterísticas altamente suspeitas e a uma pontuação mais progressiva [23]. Koc et al mostraram que o EUTIRADS tinha uma melhor sensibilidade (86,7%) do que as outras pontuações (ACR, KSTHR), especialmente para nódulos com menos de 10 mm [24]. No entanto, Zhe Jin et al [25] demonstraram que o EUTIRADS tinha uma sensibilidade e uma percentagem de discriminação inferiores ao C-TIRADs e ao ACR-TIRADS e uma especificidade semelhante ao C-TIRADs [25].

Foi demonstrado que o tamanho do nódulo tem um impacto no desempenho do EU-TIRADS na previsão de malignidade[26-28]. A especificidade, o VPP e a exatidão foram significativamente melhores para nódulos ≥ 10 mm [11,28,29]. Myzia et al mostraram que o desempenho diagnóstico da pontuação EUTIRADS e da classificação de Bethesda regrediu para nódulos com mais de 3 cm [17]. No nosso estudo, encontrámos um melhor desempenho da pontuação EUTIRADS para lesões com menos de 3 cm, com uma taxa de malignidade que varia entre 70 e 100%, e uma diminuição do desempenho para lesões com mais de 3 cm, tal como demonstrado por Myzia et al[18]. Também foi demonstrado que o melhor preditor do risco de malignidade é a elasticidade do nódulo, pelo que a falta de inclusão da elasticidade na pontuação EU-TIRADS pode ser considerada uma das limitações desta classificação[16].

Gerdi_ Tuli et al estudaram o desempenho do sistema EUTIRADS em nódulos da tiroide na população pediátrica e concluíram que o diagnóstico de cancro foi ignorado em 26,9% dos casos[30]. Além disso, Sema Hepsen et al [31] demonstraram que a associação de tiroidite subaguda poderia afetar erradamente a pontuação EUTIRADS devido às áreas hipoecóicas não homogéneas e mal definidas causadas pela tiroidite. Foi recomendado que se repetisse a ecografia após um episódio de tiroidite subaguda para melhorar o desempenho da pontuação EUTIRADS [31].

Szczepanek-Parulska et al [32] publicaram um estudo prospetivo experimental recente sobre 133 nódulos da tiroide, no qual estudaram o desempenho do diagnóstico assistido por computador (S-Detect) na deteção de malignidade e compararam os seus resultados com os do EUTIRADS. O objetivo deste novo exame complementar é reduzir ou mesmo eliminar a variabilidade inter-observador, a fim de aumentar a precisão do diagnóstico, nomeadamente quando o exame é efectuado por radiologistas fora dos centros de referência para o diagnóstico do cancro da tiroide. Este estudo demonstrou uma elevada sensibilidade do S-Detect (89,4%), comparável à avaliação efectuada por ecografistas experientes utilizando a escala EU-TIRADS (90,9), a especificidade do S-Detect (80,6%) foi também bastante elevada e melhor do que a dos ecografistas experientes (61,2%)[32]. Estudaram também a combinação da S-Detect com a EUTIRADS e concluíram que o modelo combinado que tem em conta a avaliação da S-Detect e da EU-TIRADS é melhor do que qualquer uma das abordagens isoladamente[32].

3.3. Correlação entre diferentes pontuações EUTIRADS 2017 e achados patológicos :

3.3.1. Correlação entre o EUTIRADS II e o exame patológico :

Devido ao número insuficiente (2 casos), não analisámos esta correlação.

no nosso estudo. De facto, metade dos falsos negativos na classificação TIRADS são apresentados por nódulos predominantemente quísticos (EUTIRADS2), que também representam 1-3% dos carcinomas da tiroide e, na maioria dos casos, são carcinomas papilares de variante clássica com um forte componente quístico. Nestes casos, a associação de hipoecogenicidade e/ou microcalcificações deve chamar a atenção para um risco de malignidade. A citopunção, se efectuada, deve envolver o componente sólido para ser mais contributiva[33].

3.3.2. Correlação entre o EUTIRADS III e o exame patológico :

O risco de malignidade para os nódulos classificados como EUTIRADS 3 variou entre 3 e 4% nas diretrizes[9]. No nosso estudo representou 22%, os nossos resultados são relativamente mais elevados do que os valores teóricos, mas estão de acordo com os resultados de Shi et al [34] e Chatti et al [13], o que pode ser explicado em parte pela amostra, que apenas incluiu doentes que foram submetidos a cirurgia. Dobruch-Sobczak K et al [16] demonstraram uma relação inversamente proporcional entre o tamanho da lesão e o risco de malignidade para os nódulos EU-TIRADS 3 [16].

Os nódulos hiperecogénicos caracterizam-se por serem ricos em coloide e pobres em células. Esta caraterística tranquilizadora raramente é maligna; o risco de malignidade varia de 1 a 5% [35,36]. Um a três por cento dos carcinomas da tiroide são nódulos sólidos Os nódulos isoecogénicos (EUTIRADS3) são geralmente conhecidos por apresentarem um baixo risco de malignidade. Esta entidade é responsável por metade dos falsos negativos do TIRADS [33], e os nódulos isoecogénicos estão associados a um risco variável de malignidade que varia entre 12% e 26% [37]. Leenhardt demonstrou que este risco é reduzido para 7% se os nódulos estiverem rodeados por um halo periférico claro[35].

Os carcinomas papilares variantes foliculares são os mais afectados por estes falsos negativos, seguidos, em menor grau, pelos carcinomas foliculares. [9,38] De facto, os carcinomas são isoecogénicos em 15% dos casos, mas na sua maioria associados a outros sinais de forte suspeita, como margens espiculadas e forma não oval. [39]

Em comparação com os CDT, os carcinomas foliculares são mais frequentemente iso ou hipoecóicos, não calcificados mas de forma arredondada com margens regulares[37,40]. Estas caraterísticas distinguem-nos sonograficamente dos adenomas foliculares. Isto põe em causa o facto de a distinção entre adenoma folicular e carcinoma folicular ser apenas histológica[20].

3.3.3. Correlação entre o EUTIRADS IV e o exame anatomopatológico :

O risco de malignidade para os nódulos classificados como EUTIRADS IV varia entre 6 e 17% nas diretrizes[9]. Em nosso estudo, esse risco foi estimado em 41%, próximo aos encontrados por FILALI et al (31%) e Myzia et al (35%). Estes valores mais elevados podem provavelmente ser explicados pelo facto de a amostra incluir apenas doentes submetidos a cirurgia. Maino et al[41] referiram que o EU-TIRADS 4 não foi capaz de prever a malignidade. Por outro lado, Roussanka et al, Tugendsam et al e Ha et al [11,42,43] demonstraram nos seus estudos que a prevalência de hipoecogenicidade moderada era semelhante em lesões benignas e malignas [11,42,43]. No entanto, Kovatcheva et al [11] demonstraram que o valor diagnóstico da hipoecogenicidade moderada, como um único marcador EUTIRADS 4 de malignidade, é insuficiente e consideraram que deveria ser apoiado por caraterísticas ultra-sonográficas adicionais, como a vascularização ou a elasticidade. O nosso estudo está de acordo com os resultados da literatura: não encontrámos uma relação estatisticamente significativa entre a pontuação EUTIRADS 4 e o resultado anatomopatológico.

3.3.4. Correlação entre o EUTIRADS V e o exame patológico :

O risco de malignidade para os nódulos classificados como EUTIRADS V varia entre 26 e 87%, de acordo com as diretrizes [9]. Encontrámos uma taxa estimada de 35% na nossa série, comparável à encontrada por Hasnaoui et al e Roussanka et al [11,15].

Em relação à hipoecogenicidade acentuada, os resultados da literatura variam entre os autores, principalmente no que diz respeito à sensibilidade desta caraterística, com resultados que variam de 80 a 93,9% [16]. No nosso estudo, a sensibilidade da hipoecogenicidade acentuada foi baixa (62%). Além disso, a maioria dos autores concorda com uma baixa especificidade de 27% a 40% [16,44] e um baixo VPP de 24% para esta caraterística [44], uma vez que algumas lesões benignas podem apresentar-se como nódulos fortemente hipoecogénicos.A hipoecogenicidade acentuada foi observada em 76,5% dos nódulos malignos na nossa série, em comparação com 56% dos nódulos benignos, com uma diferença estatisticamente significativa (p = 0,049). As margens irregulares foram identificadas pela maioria dos autores como um dos critérios mais críticos de malignidade. Foi observada em 50 a 75% dos cancros nos vários estudos (62% no nosso estudo, p<0,01) com uma especificidade elevada de >85% [45,46].

Encontramos uma especificidade de 43,3% para este critério, próximo ao resultado observado por Remonti et al = 50,5% [47], mas a sensibilidade desta caraterística foi alta em nosso estudo = 85,2%. Os nódulos não ovais têm sido associados a malignidade em 50-70% dos casos [48,49] na literatura, em comparação com 33,3% no nosso estudo. Este critério tem sido considerado particularmente específico por alguns autores [16], em comparação com uma especificidade moderada de 62% no nosso estudo. As microcalcificações têm sido observadas em mais de 80% dos cancros [50,51], um valor comparável ao da nossa série, que encontrou 78,4% de microcalcificações em nódulos malignos (mas no nosso estudo a diferença em relação aos nódulos benignos não foi estatisticamente significativa), contrariamente ao que os autores [50,51] afirmam. Liénart et al [50] e Frates et al [52] demonstraram que a presença de microcalcificações aumenta o risco de malignidade em 2,5

Quanto à combinação dos critérios de ultrassom EUTIRADS 5, Peccin et al [44] mostraram que 80% dos casos malignos tinham quatro ou mais caraterísticas positivas. A sensibilidade e a especificidade do diagnóstico ecográfico considerando mais de quatro caraterísticas foram de 80% e 100%, respetivamente, com um VPP de 100% e um VPN de 95,5% [44]. No nosso estudo, os doentes com mais de duas caraterísticas tiveram uma percentagem mais elevada de malignidade (86,7%) em comparação com os doentes com apenas uma caraterística (30%), com uma sensibilidade de 96%. Remonti et al

[47] verificaram que a especificidade das microcalcificações, margens irregulares, forma não oval e hipoecogenicidade acentuada para distinguir nódulos benignos de nódulos malignos era de 39,5%, 50,5, 96,6 e 62,3%, respetivamente. No entanto, a sensibilidade relatada dos critérios acima mencionados no mesmo estudo foi de 87,8, 83,1, 26,7 e 62,7%, respetivamente[47].

No nosso estudo, os contornos irregulares e a hipoecogenicidade elevada foram significativamente mais comuns nas lesões malignas. Para contornos irregulares, a sensibilidade e a especificidade foram de 82% e 43,3%, respetivamente. Para a hipoecogenicidade grave, a sensibilidade e a especificidade foram de 62% e 76,5%, respetivamente. Para as microcalcificações, a sensibilidade foi de 87,4% e a especificidade de 40%. Para a forma não oval, a sensibilidade e a especificidade foram de 35,4% e 62%, respetivamente. Verificámos também que a associação de contornos irregulares com microcalcificações e a associação de contornos irregulares com hipoecogenicidade foram as mais preditivas de malignidade, com percentagens de 92,3% e 96%, respetivamente.

Quadro XVII: Desempenho diagnóstico dos vários critérios EUTIRADS V

Critère	Remonti et al [47]		Roussanka et al [11]		Notre série	
	Sensibilité	Spécificité	Sensibilité	Spécificité	Sensibilité	Spécificité
Forte Hypoéchogénicité	62.7 %	62.3 %	72 %	50 %	62 %	76.5%
Contours irréguliers	83.1 %	50.5%	64 %	48 %	85.2%	43.3%
Microcalcification	87.8 %	39.5 %	74 %	50 %	78.4%	40 %
Forme non ovale	26.7%	96.6 %	77 %	54 %	35.4%	62%

CONCLUSÕES

Questões :

Os nódulos da tiroide são uma entidade clínica e radiológica frequente, sendo a maioria benigna. No entanto, os avanços na ecografia têm sido associados a um sobre-diagnóstico de nódulos malignos. A ecografia e a citopunção são o par diagnóstico inicial no tratamento dos nódulos da tiroide. Por este motivo, várias sociedades científicas de endocrinologia e radiologia estabeleceram classificações radiológicas baseadas nos critérios de ultra-sons mais susceptíveis de serem malignos, a fim de estratificar o risco de malignidade de um nódulo da tiroide, dispor de um léxico ultrassonográfico normalizado e codificar o tratamento. Entre essas classificações de ultrassom, a EU-TIRADS 2017 é a mais recente e a utilizada na Tunísia. O objetivo do nosso estudo foi avaliar o desempenho diagnóstico da classificação EUTIRADS 2017, confirmando-a com os resultados da histologia definitiva. Para isso, realizamos um estudo retrospetivo no Departamento de Otorrinolaringologia e Cirurgia de Cabeça e Pescoço do Hospital Universitário Mohamed Taher Maâmouri, em Nabeul, em 300 pacientes submetidos à cirurgia de tireoide por patologia nodular e tratados em nosso departamento durante um período de 3 anos, de julho de 2017 a julho de 2020. Epidemiologicamente, a idade média dos pacientes foi de 47,04 anos [variação de 16 a 78 anos]. Houve um claro predomínio do sexo feminino, com uma razão de sexo de 0,1. O tempo médio de consulta foi de 10 meses. A tumefação anterior da base do pescoço foi o motivo de consulta mais frequente, associada a disfagia em 8% dos casos, dispneia em 2,7% e disfonia em 0,7%. A tumefação anterior da base da coluna cervical era firme e móvel à deglutição em 90 dos casos, associada a adenomegalia homolateral em 2,3% dos casos, apenas um doente apresentava imobilidade da corda vocal homolateral ao nódulo. Na ultrassonografia cervical, o tamanho médio dos nódulos foi de 28,83 mm, sendo que 57% dos nossos pacientes apresentavam bócio multinodular, que mergulhou em 3,3% dos casos. A maioria dos nódulos era moderadamente hipoecóica (43,3%), com frequências semelhantes de caraterísticas isoecóicas, hiperecóicas e gravemente hipoecóicas. Os nódulos foram classificados como EUTIRADS 2, 3, 4 e 5 em 0,7%, 33,3%, 39% e 27% dos casos, respetivamente. De acordo com o exame clínico, sete doentes (2,3%) apresentavam adenopatia. Os gânglios linfáticos afectados eram III+IV em 2 casos e II+III, II+V, III, IV e II+IV+V em 1 caso cada. Foram efectuadas tomografias computorizadas cervicotorácicas em 13 doentes, tendo sido patológicas em 11 casos. A aspiração com agulha fina foi realizada em 71 pacientes (23,6%), de acordo com a classificação de Bethesda de 2017, os nódulos puncionados foram classificados como Bethesda I, II, III, IV, V e VI em 1,41%, 11,27%, 29,58%, 22,54%, 21,1+ e 14,08%, respetivamente. Como cirurgia inicial, os nossos doentes foram submetidos a loboisthmectomia em 191 (63,7%) casos, tiroidectomia total em 108 casos (36%), dissecção de gânglios linfáticos recorrentes em 115 casos (38,3%) e dissecção de gânglios linfáticos laterais em 7 casos (2,3%), dos quais apenas um foi bilateral. O exame anatomopatológico final revelou lesões malignas em 140 casos (46,7%), dos quais o carcinoma papilar representou 91,4% dos casos, seguido do carcinoma vesicular em 5,7% dos casos, com um caso de carcinoma medular e um caso de carcinoma anaplásico. Cento e cinquenta e dois doentes apresentavam uma lesão benigna (50,7%) e apenas 8 casos de lesão NIFT (2,7%). Foi necessário efetuar um procedimento adicional, como a tiroidectomia total combinada com curativo de recidiva em 73 doentes (24,3% dos casos). Foi necessário um tratamento complementar com terapia ARF em 125 doentes (41,7%). A opoterapia de substituição foi indicada em 37 doentes e foi eficaz em 140 casos (53%).Foi realizado um estudo estatístico para comparar os dados ecográficos (classificação EUTIRADS 2017) com os resultados histológicos definitivos. No final do estudo analítico, encontrámos uma percentagem de previsão de malignidade de 0%, 22,1%, 41,4% e 36,4% para os nódulos classificados como EUTIRADS 2, 3, 4 e 5, respetivamente. Os nódulos classificados como EUTIRADS 3 apresentaram um se, sp, VPP e VPN de

22,1%, 55,9%, 31,6% e 43,8%, respetivamente, com um valor de p significativo (p<0,01). Os nódulos classificados como EUTIRADS 4 tiveram um se e sp de 41,4% e 65,1% com um VPP e VPN de 52,3% e 54,7%, respetivamente, e um valor de p não significativo (0,249). Os nódulos classificados como EUTIRADS 5 tiveram uma sensibilidade e especificidade de 36,4% e 80,3%, com um VPP e um VPN de 63% e 57,8%, respetivamente. Foi determinada uma associação estatística a favor da malignidade entre a pontuação EU-TIRADS 5 e o estudo anatomopatológico, com uma diferença significativa (**p=0,001**). Em seguida, estudámos a associação entre os resultados anatómicos e patológicos. lesões patológicas e os vários critérios ecográficos que definem a classe EU-TIRADS 5. Os contornos irregulares e a forte hipoecogenicidade foram significativamente mais notados nas lesões malignas, com uma sensibilidade e especificidade de 85,2% e 43,3% para os contornos irregulares e uma sensibilidade e especificidade de 62 e 76,5% para a forte hipoecogenicidade. Além disso, a associação de mais de dois critérios foi a que apresentou a percentagem mais elevada de malignidade, com 86,7%. A associação de hipoecogenicidade e microcalcificações caracterizou-se pelo P mais significativo. Realizámos o mesmo estudo analítico na população "Benin+NIFTP" versus "Maligno" e na população "Maligno+NIFTP" versus "Benin" e esta entidade não alterou os resultados. À luz dos nossos resultados e analisando os da literatura, concluímos que a classificação EUTIRADS 2017 é uma ajuda considerável na deteção dos cancros da tiroide, nomeadamente através dos critérios do score EUTIRADS V, que se revelaram altamente sensíveis e/ou específicos. Consideramos que esta classificação se mantém válida e fiável com alguns acrescentos, nomeadamente o estudo da elasticidade e da vascularização para o score EUTIRADS 4 e a consideração do número de critérios de malignidade para o score EUTIRADS 5. A fiabilidade desta classificação é melhorada se for combinada com estudos citológicos e, sobretudo, com testes moleculares. Nos próximos anos, esperamos otimizar a previsão de malignidade da tiroide através do diagnóstico por ecografia assistida por computador.

REFERÊNCIAS

1. Wémeau JL, Sadoul JL, D'herbomez M, Monpeyssen H, Tramalloni J, Leteurtre E, et al. Recomendações da Sociedade Francesa de Endocrinologia para o tratamento de nódulos da tiroide. Presse Med. Sept 2011;40(9):793-826.

2. Shayganfar A, Hashemi P, Esfahani MM, Ghanei AM, Moghadam NA, Ebrahimian

S. Previsão de malignidade de nódulos da tiroide utilizando o sistema de dados e relatórios de imagiologia da tiroide (TIRADS) e o tamanho do nódulo. Clin Imaging. 2020 Abr;60(2):222-7.

3. Horvath E, Silva CF, Majlis S, Rodriguez I, Skoknic V, Castro A, et al. Validação prospetiva da classificação TIRADS (thyroid imaging reporting and data system) baseada em ultra-sons: resultados em nódulos da tiroide ressecados cirurgicamente. Eur Radiol. 2017 Jun;27(6):2619-28.

4. Smith Bindman R, Lebda P, Feldstein VA, Sellami D, Goldstein RB, Brasic N, et al. Risk of thyroid cancer based on thyroid ultrasound imaging characteristics: results of a population-based study. JAMA Intern Med. 2013 Oct;173(19):1788- 96.

5. Durante C, Costante G, Lucisano G, Bruno R, Meringolo D, Paciaroni A, et al. A história natural dos nódulos benignos da tiroide. J Am Med Assoc. 2015 Mar;313(9):926-35.

6. Patel N, Stechman MJ. Gestão do nódulo da tiroide. Surgery. 2020 Nov;38(12):786-93.

7. Alta Autoridade de Saúde. Investigação de patologias da tireoide em adultos: relevância e critérios de qualidade para ultrassom, relevância da citopuntura guiada por ultrassom [Online]. Set 2021 [Acedido em 24 Dez 2023]. Available from URL: https://www.has-sante.fr/jcms/p_3288393/fr/exploration- des-pathologies-thyroidiennes-chez-l-adulte-pertinence-et-criteres-de-qualite- de-l-echographie-pertinence-de-la-cytoponction-echoguidee

8. Singaporewalla RM, Hwee J, Lang TU, Desai V. Correlação clínico-

patológica de ultrassom e citologia de nódulos tireoidianos usando as classificações TIRADS e bethesda. World J Surg. 2017 Jul;41(7):1807-11.

9. Russ G, Bonnema SJ, Erdogan MF, Durante C, Ngu R, Leenhardt L. Diretrizes da associação europeia de tireoide para estratificação de risco de malignidade por ultrassom de nódulos tireoidianos em adultos: o EU-TIRADS. Eur Thyroid J. 2017 Sep;6(5):225-37.

10. Słowińska Klencka D, Wysocka Konieczna K, Klencki M, Popowicz B. Usabilidade do EU-TIRADS no diagnóstico de nódulos da tiroide de células de hürthle com citologia equívoca. J Clin Med. 2020 Oct;9(11):3410.

11. Kovatcheva RD, Shinkov AD, Dimitrova ID, Ivanova RB, Vidinov KN, Ivanova RS. Avaliação do desempenho diagnóstico do EU-TIRADS na discriminação de nódulos tireoidianos benignos e malignos: um estudo prospetivo em um centro de referência. Eur Thyroid J. 2021 Feb;9(6):304-12.

12. Filali SM. Intérêt du score echographique ti-rads dans la prise en charge des goitres nodulaires (à propos de 46 cas) [tese: medicina]. Fès : Universidade Sidi Mohamed Ben Abdellah; 2018.

13. Chatti H, Oueslati I, Marrakchi J, Azaiez A, Yazidi M, Besbes G, et al. Comparação do desempenho diagnóstico do ACR-TIRADS e do EU-TIRADS na previsão da malignidade dos nódulos da tiroide. Ann Endocrinol. outubro de 2021;82(5):259.

14. Castellana M, Grani G, Radzina M, Guerra V, Giovanella L, Deandrea M, et al. Performance of EU-TIRADS in malignancy risk stratification of thyroid nodules: a meta-analysis. Eur J Endocrinol. 2020 Sep;183(3):255-64.

15. Hasnaoui M, Masmoudi M, Belaid T, Mighri K. Lugar da classificação TIRADS na estratificação do risco de malignidade de um nódulo da tiroide. Ann Endocrinol. Sept 2020;81(4):228.

16. Dobruch Sobczak K, Adamczewski Z, Szczepanek Parulska E, Migda B, Woliński K, Krauze A, et al. Verificação histopatológica do desempenho diagnóstico da classificação EU-TIRADS dos nódulos da tiroide - resultados de um estudo multicêntrico realizado numa região anteriormente deficiente em

iodo. J Clin Med. 2019 Oct;8(11):1781.

17. Myzia J, Albarel F, Paladino N, Morange I, Guerin C, Castinetti F, et al. Caraterísticas ecográficas e citológicas dos nódulos da tiroide no Hospital Universitário de Marselha: estudo retrospetivo de 594 pacientes. Ann Endocrinol. Sept 2020;81(4):167.

18. Sillery JC, Reading CC, Charboneau JW, Henrichsen TL, Hay ID, Mandrekar JN. Thyroid follicular carcinoma: caraterísticas ultra-sonográficas de 50 casos. Am J Roentgenol. 2010 Jan;194(1):44-54.

19. Haugen BR. Diretrizes de gestão da Associação Americana da Tiroide 2015 para doentes adultos com nódulos da tiroide e cancro diferenciado da tiroide: o que há de novo e o que mudou: Diretrizes da ATA 2015 para nódulos tireoidianos/DTC. Cancer. 2017 Feb;123(3):372-81.

20. Solymosi T, Hegedüs L, Bodor M, Nagy EV. A omissão de punção aspirativa por agulha fina e citologia de nódulos da tiroide com base no EU-TIRADS ignora um número substancial de cancros foliculares da tiroide. Int J Endocrinol. 2021 Sep;2021:1-9.

21. Zhu J, Li X, Wei X, Yang X, Zhao J, Zhang S, et al. O valor da aplicação do relatório de imagiologia da tiroide modificado e do sistema de dados no diagnóstico do carcinoma medular da tiroide. Cancer Med. 2019 Jul;8(7):3389-400.

22. Jiang L, Zhu HB, Liang ZW, Chen L, Sun XM, Shao YH, et al. Comparação do desempenho diagnóstico e do papel clínico de diferentes sistemas de estratificação do risco de malignidade da tiroide baseados em ultra-sons para o carcinoma medular da tiroide. Quant Imaging Med Surg. 2023 Jun;13(6):3776-88.

23. Xu T, Wu Y, Wu RX, Zhang YZ, Gu JY, Ye XH, et al. Validação e comparação de três sistemas de dados e relatórios de imagiologia da tiroide recentemente lançados para a determinação do risco de cancro. Endocrine. 2019 May;64(2):299-307.

24. Koc AM, Adıbelli ZH, Erkul Z, Sahin Y, Dilek I. Comparação da precisão diagnóstica das diretrizes ACR-TIRADS, American thyroid association (ATA) e EU-TIRADS na deteção de malignidade da tiroide. Eur J Radiol. 2020 Dec:133:109390.

25. Jin Z, Pei S, Shen H, Ouyang L, Zhang L, Mo X, et al. Estudo comparativo de C-TIRADS, ACR-TIRADS e EU-TIRADS para o diagnóstico e gestão de nódulos da tiroide. Acad Radiol. 2023 Oct;30(10):2181-91.

26. Hong MJ, Na DG, Baek JH, Sung JY, Kim JH. O impacto do tamanho do nódulo no risco de malignidade difere de acordo com o padrão de ultrassonografia dos nódulos da tiroide. Korean J Radiol. 2018 May;19(3):534-41.

27. Cavallo A, Johnson DN, White MG, Siddiqui S, Antic T, Mathew M, et al. Thyroid nodule size at ultrasound as a predictor of malignancy and final pathologic size. Thyroid. 2017 maio;27(5):641-50.

28. Cho MJ, Han K, Shin I, Kim EK, Moon HJ, Yoon JH, et al. A vascularização intranodular pode ser útil na previsão de malignidade em nódulos tireoidianos com o padrão de suspeita intermediário das diretrizes da associação americana de tireoide de 2015. Ultrassom Med Biol. 2020 Jun; 46 (6): 1373-9.

29. Kornelius E, Lo SC, Huang CN, Yang YS. O risco de cancro da tiroide em doentes com nódulos da tiroide de 3 cm ou mais. Endocr Pract. 2020 Nov;26(11):1286-90.

30. Tuli G, Munarin J, Scollo M, Quaglino F, De Sanctis L. Avaliação da eficácia do EU-TIRADS e do ACR-TIRADS na estratificação do risco de doentes pediátricos com nódulos da tiroide. Front Endocrinol. 2022 Nov;13:1041464.

31. Hepsen S, Bostan H, Akhanli P, Sencar ME, Kizilgul M, Ucan B, et al. A heterogeneidade da paranquimia da tiroidite subaguda pode ocultar nódulos da tiroide e pontuações mais elevadas no EU-TIRADS. Endocrine. 2022 Aug;77(2):291-6.

32. Szczepanek Parulska E, Wolinski K, Dobruch Sobczak K, Antosik P,

Ostalowska A, Krauze A, et al. S-detect software vs. EU-TIRADS classification: a dual-center validation of diagnostic performance in differentiation of thyroid nodules. J Clin Med. 2020 Aug;9(8):2495.

33. Cao CD, Haissaguerre M, Lussey Lepoutre C, Donatini G, Raverot V, Russ G. Consenso SFE-AFCE-SFMN 2022 sobre a gestão de nódulos da tiroide [Online]. julho de 2022 [Acedido em 24 Dez 2023]; [20 páginas]. Disponível em: https://www.sfendocrino.org/wp-content/uploads/2022/08/Chapitre-2-evaluation-initiale-Avec-filrane.pdf

34. Shi YX, Chen L, Liu YC, Zhan J, Diao XH, Fang L, et al. Diferenças entre o relatório de imagem da tireoide e o sistema de dados proposto pelo coreano, o colégio americano de radiologia e a associação europeia de tireoide no desempenho diagnóstico de nódulos da tireoide. Transl Cancer Res. 2020 Aug;9(8):4958-67.

35. Leenhardt L, Grosclaude P. Epidemiology of thyroid cancer worldwide (Epidemiologia do cancro da tiroide a nível mundial). Ann Endocrinol. abril de 2011;72(2):136-48.

36. Tramalloni J, Monpeyssen H, Bléry M. Échographie de la thyroïde. 2ème ed. Issy- les-Moulineaux: Elsevier-Masson; 2013.

37. Clerc J. Nódulo da tiroide: patologia da tiroide. Rev Prat. maio de 2005;55(2):137-48.

38. Russ G. Nódulo da tiroide: Classificação EU-TIRADS 2017 [Em linha]. maio de 2017 [Acedido a 24 Dez 2023][63 páginas].Disponível em à URL: https://www.cireol.net/wp-content/uploads/2017/05/2017-CIREOL-EUTIRADS.pdf

39. Russ G. Estratificação do risco de nódulos da tiroide em ecografia com o TI-RADS francês: descrição e reflexões. Ultrasonography. 2016 Jan;35(1):25-38.

40. Wémeau JL, Caron P, Schvartz C, Schlienger JL, Orgiazzi J, Cousty C, et al. Effects of thyroid-stimulating hormone suppression with levothyroxine in reducing the volume of solitary thyroid nodules and improving extranodular non-palpable changes: a randomized, double-blind, placebo-controlled trial by

the french thyroid research group. J Clin Endocrinol Metab. 2002 Nov;87(11):4928-34.

41. Maino F, Forleo R, Martinelli M, Fralassi N, Barbato F, Pilli T, et al. Validação prospetiva do risco de padrão sonográfico ATA e ETA dos nódulos da tiroide selecionados para FNAC. J Clin Endocrinol Metab. 2018 Jun;103(6):2362-8.

42. Tugendsam C, Petz V, Buchinger W, Schmoll Hauer B, Schenk IP, Rudolph K, et al. Critérios de ultrassom para estratificação de risco de nódulos tireoidianos na área anteriormente deficiente em iodo da Áustria - um único centro, análise retrospetiva. Thyroid Res. 2018 maio;11:3.

43. Ha SM, Kim JK, Baek JH. Deteção de malignidade entre nódulos tireoidianos suspeitos <1 cm em ultrassom com vários relatórios de imagem da tireoide e sistemas de dados. Tiroide. 2017 Oct; 27 (10): 1307-15.

44. Peccin S, De Castro JS, Furlanetto TW, Furtado AA, Brasil BA, Czepielewski MA. Ultrassonografia: é útil no diagnóstico de câncer em nódulos tireoidianos? J Endocrinol Invest. 2002 Jan;25(1):39-43.

45. Rayar V, Arimappamagan A, Viswanathan S, Venkatesh KD. Avaliação por ultrassom e doppler colorido de massas nodulares da tireoide. Surg Radiol Anat. 2021 Jan;10(1):17-21.

46. Peix JL, Lifante JC. O cancro do colo do útero e o cancro da tiroide. Ann Chir. Set 2003;128(7):468-74.

47. Remonti LR, Kramer CK, Leitão CB, Pinto LF, Gross JL. Caraterísticas ultra-sonográficas da tireoide e risco de carcinoma: uma revisão sistemática e meta-análise de estudos observacionais. Thyroid. 2015 May;25(5):538-50.

48. Brito JP, Gionfriddo MR, Al Nofal A, Boehmer KR, Leppin AL, Reading C, et al. The accuracy of thyroid nodule ultrasound to predict thyroid cancer: systematic review and meta-analysis. J Clin Endocrinol Metab. 2014 Apr;99(4):1253-63.

49. Cappelli C, Castellano M, Pirola I, Gandossi E, De Martino E, Cumetti D, et al. Thyroid nodule shape suggests malignancy. Eur J Endocrinol. 2006

Jul;155(1):27-31.

50. Liénart F. O nódulo da tiroide: benigno ou maligno? Rev Med Brux. 2012 Sep;33(4):254-62.

51. Granja F, Morari J, Morari EC, Correa LC, Assumpção LM, Ward LS. GST profiling may be useful in the screening for thyroid nodule malignancy. Cancer Lett. 2004 Jun;209(2):129-37.

52. Frates MC, Benson CB, Charboneau JW, Cibas ES, Clark OH, Coleman BG, et al. Management of thyroid nodules detected at US: society of radiologists in ultrasound consensus conference statement. Radiology. 2005 Dec;237(3):794-800.

APÊNDICES

Apêndice 1-: Formulário de recolha de dados

Ficha de funcionamento :

1- Apelido:

2- Nome próprio :

3- Origem geográfica :

4- Sexo: M /_/ F /_/

5- Idade :

6- História:

Irradiação cervical sim /_/Não /_/

Antecedentes pessoais de cirurgia da tiróideSim /_/ Não /_/

História familiar de neoplasia **da** tiroide/NEMSim /_/ Não /_/

Hábitos alimentaressal /_/baixo-sal/_/

7- Contrato a termo certo: circunstância de descoberto :

Incidental /_/ Edema cervical anterior /_/ Outro: especificar

Tempo até à consulta: entre o primeiro sintoma e a consulta

8- Sinais funcionais associados :

Sinais de distiroidismo /_/Não /_/

Em caso afirmativo: hipotiroidismo /_/hipertiroidismo /_/

Disfonia :sim /_/Não/_/

Disfagia:sim /_/Não /_/

Dispneia: sim /_/Não /_/

Outros: especificar

9- Sinais físicos :

Caraterísticas do nódulo :

Tamanho :

Consistencysoft /_/firm/_/ hard/_/

Doloroso :sim /_/Não/_/

Mobilidade durante a deglutição :móvel /_/fixo/_/

Limites líquidos:sim /_/Não /_/

Presença de adenopatia cervical:sim/_/ Não/_/

Em caso afirmativo, quais os gânglios linfáticos:

Número :

Tamanho :

Lateralidade :homolateral/contralateral /Bilateral/ /

Consistência :

Mobilidade em relação aos dois planos:móvel / /fixo //

Anomalias da mobilidade das cordas vocais sim /_/Não /_/

Se simunilateral /_/Bilateral /_/

10- Ultrassom cervical: Volume da tiroide Número

Sede lobo esquerdo / lobo direito / /istmo

Tamanho do nódulo :

EcoestruturaAnoecoica /_/moderemebtHipoecoicaIsooecoica /_/ Hiperecoica
/_/muito hipoecoica

Macrocalcificações: sim /_/Não /_/

Microcalcificações: sim /_/Não /_/

Contornos :irregular /_/regular/_/

Halo perinodular: sim /_/Não /_/

Se sim:completa /_/incompleta **/_/Vascularização:**central /_/
periférica/_/mista/_/ ausente /_/

Adenopatia cervical: sim /_/Não /_/

Em caso afirmativo, quais os gânglios linfáticos:

Classificação da pontuação EU_ TIRADS:1 /_/2 /_/3 /_/4/_/5/_/

Tiroide BILAn :

Tirocalcitoniano

11- Aspiração com agulha fina: *

Não significativo/_/

Benigno/_/

Lesão folicular ou atipia de significado indeterminado/_/

Neoplasia folicular/_/

Suspeita de malignidade/_/

Maligno/_/

12- Procedimento cirúrgico inicial :

Tiroidectomia total/_/loboisthmectomia/_/

Curetagem recorrente unilateral /_/Bilateral /_/ **Curagem lateralUnilateral**

Bilateral/_/

11-Exame :

Benim :/_/

À espera da Anapatia Definitiva (ARAP):/_/Maligna:/

 12-Exame anatomopatológico da peça cirúrgica :

Benigno/_/

Maligno: Rutura capsular: sim /_/ não /_/ , **Embolia vascular**: sim /_/ não/_/ .

N0: sim /_/ não /_/ , N+: sim /_/ não/_/ **Carcinoma papilar/_/** Variante:

Carcinoma vesicular/_/

Carcinoma medular/_/

Carcinoma anaplásico/_/

Outros:

13-Procedimento cirúrgico suplementar :

Total :/_/

Cura recorrente contralateral :/_/ :

Curativo funcionalunilateral/_/bilateral/_/ Complicações do curativo funcional :

-Vascular :sim/ /não /   /

Nervo: sim /não/ / Em caso afirmativo, especificar o nervo afetado:

Ramo do queixo do nervo facial / /Nervo espinhal/Frénico/Vago/Cadeia

simpática cervical//

Linforragias/no//

14-Exame anatomopatológico secundário: Benigno :

Inteligente :

Especificar o tipo histológico :

15-IRAterapia :

Número de tratamentos:

Dose para cada ciclo de tratamento:

Terapia de substituição 16-OPPO: /_/.

Apêndice 2: Algoritmo de classificação EUTIRADS 2017

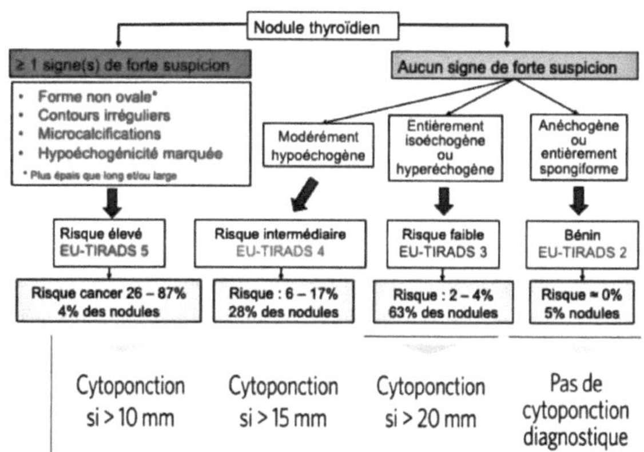

Apêndice 3: Classificação de Bethesda 2017

Bethesda 2017: risque de malignité et recommandations pour la prise en charge du patient

Catégorie diagnostique	Risque de malignité Si NIFT-P≠ K(%)	Risque de malignité Si NIFT-P= K(%)	Prise en charge
Non diagnostique	5-10	5-10	Deuxième ponction et US
Bénin	0-3	0-3	Suivi clinique et échographique
Atypies de signification indéterminée ou Lésion folliculaire de signification indéterminée	6-18	10-30	Deuxième ponction , test moléculaire ou lobectomie
Néoplasme folliculaire	10-40	25-40	test moléculaire ou lobectomie
Suspect de malignité	45-60	50-75	Thyroïdectomie totale ou lobectomie
Malin	94-96	97-99	Thyroïdectomie totale ou lobectomie

Anexo 4: Estratificação do risco de recaída (Sociedade Francesa de Endocrinologia)

Faible risque

	Tous les critères	Risque récurrence
Papillaire	• Pas d'extension extra-thyroïdienne • R0 • N0 ou N1< 5 métastases < 2 mm • M0 • Pas d'invasion vasculaire • Pas d'histologie agressive • BRAFV600E uniquement si < 1 cm	1-6%
Vésiculaire	• Intrathyroidien • Invasion capsulaire • Invasion vasculaire minime (<4 foyers)	2-3%

Risque intermédiaire

	1 critère parmi	Risque récurrence
Papillaire	• Invasion microscopique tissu péri thyroïdien	3-8%
	• Symptômes	9%
	• BRAFV600E uniquement si < 4cm	10%
	• Histologie agressive	15%
	• Invasion vasculaire	15-30%
	• MicroCP multifocal avec extension extra thyroïdienne BRAFV600З	20%
	• N1 clinique ou > 5 N+ (< 3cm)	20%
	• Métastase ganglionnaire fixant l'iode	
Vésiculaire	• N1 clinique ou > 5 N+ (< 3cm)	20%
	• Métastase ganglionnaire fixant l'iode	

Haut risque

	1 critères parmi	Risque récurrence
Papillaire	• Extension extra-thyroïdienne macroscopique	30-40%
	• N1 > 3 cm	30%
	• Extension extra ganglionnaire	40%
	• BRAFV600E + TERT	>40%
	• Tg post op évoquant des métastases à distance	100%
	• R1	100%
	• M+	100%
Vésiculaire	• Invasion vasculaire extensive (> 4 foyers)	30-55%
	• Tg post op évoquant des métastases à distance	100% 100%
	• R1	100%
	• M+	

NÓDULOS DA TIRÓIDE: CONFROTAÇÃO ECO-HISTOLÓGICA

RESUMO

Antecedentes :

A patologia nodular da tiroide é uma situação frequente na prática otorrinolaringológica. A classificação ecográfica EU-Tirads 2017 dos nódulos da tiroide permite prever o grau de malignidade e, assim, minimizar as cirurgias desnecessárias da tiroide. O nosso objetivo foi estudar a validade da classificação ecográfica EU-Tirads 2017 através da realização de uma comparação histológica por rádio.

Métodos :

Realizámos um estudo retrospetivo que envolveu 300 doentes operados por uma patologia nodular da tiroide e que beneficiaram previamente de uma ecografia da tiroide utilizando a classificação EUTIRADS 2017, todos os doentes foram tratados no departamento de ORL e CCF do hospital Mohamed Taher Maâmouri Nabeul durante o período de 2017 a 2020.

Resultados :

A idade média dos doentes era de 47,04 anos. Verificou-se uma clara predominância do sexo feminino. A tumefação anterior da base do pescoço foi o motivo de consulta mais frequente. O exame físico revelou uma tumefação anterior basocervical móvel e firme à deglutição em 94% dos casos, associada a adenomegalia ipsilateral em 2,3% dos casos. Na ecografia cervical, os nódulos foram classificados EUTIRADS 2,3,4 e 5 em 0,7%, 33,3%, 39% e 27% dos casos, respetivamente. No final do estudo analítico, encontrámos percentagens de previsão de malignidade de 0%, 22,1%, 41,4% e 36,4% para os nódulos classificados EUTIRADS 2,3,4 e 5, respetivamente. Observámos uma associação estatisticamente significativa de previsão de malignidade para a pontuação EUTIRADS 5 com especificidade e sensibilidade iguais a 36,4% e 80,3%, respetivamente. Dois critérios do score 5, nomeadamente hipoecogenicidade forte e contornos irregulares, foram significativamente associados a malignidade, com sensibilidades de 85,2% e 62%, respetivamente, e especificidades de 43,3% e 76,5%, respetivamente. Verificámos que a associação de pelo menos dois critérios EUTIRADS 5 estava relacionada com uma maior percentagem de malignidade em comparação com um único critério.

Conclusão:

O sistema de ultra-sons Eu-Tirads 2017 continua a ser extremamente útil e válido para a previsão de malignidade dos nódulos da tiroide. Ajuda a evitar cirurgias desnecessárias da tiroide.

Palavras-chave: Nódulo da tiroide, Ultrassom, Classificação, Sensibilidade, Confiabilidade e Validade, Anatomia Patológica

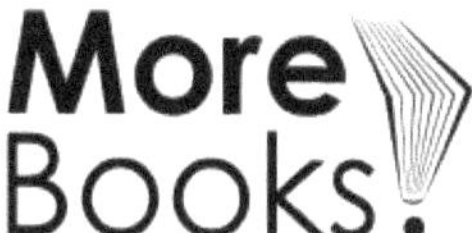

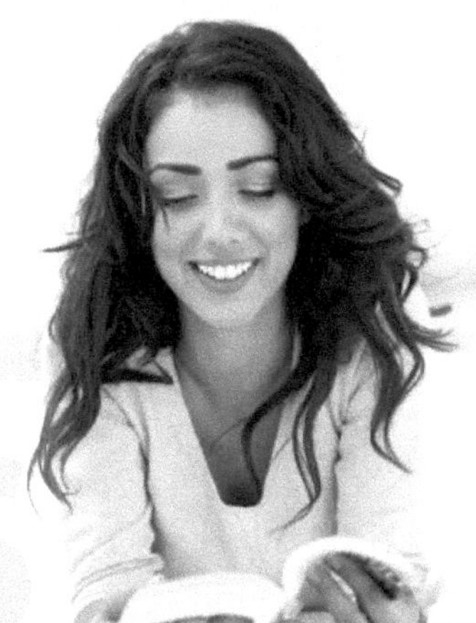

I want morebooks!

Buy your books fast and straightforward online - at one of world's fastest growing online book stores! Environmentally sound due to Print-on-Demand technologies.

Buy your books online at
www.morebooks.shop

Compre os seus livros mais rápido e diretamente na internet, em uma das livrarias on-line com o maior crescimento no mundo! Produção que protege o meio ambiente através das tecnologias de impressão sob demanda.

Compre os seus livros on-line em
www.morebooks.shop

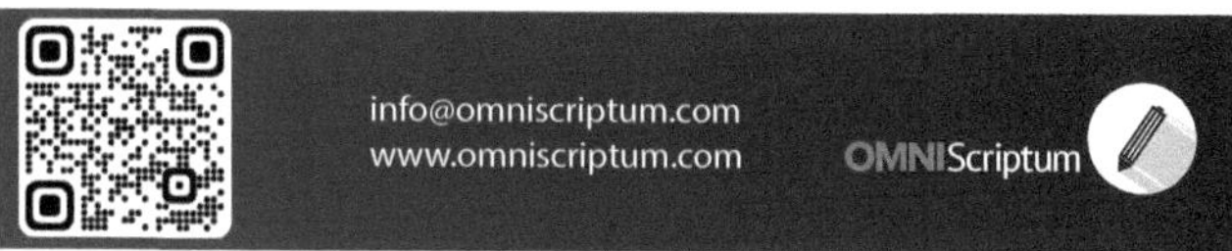

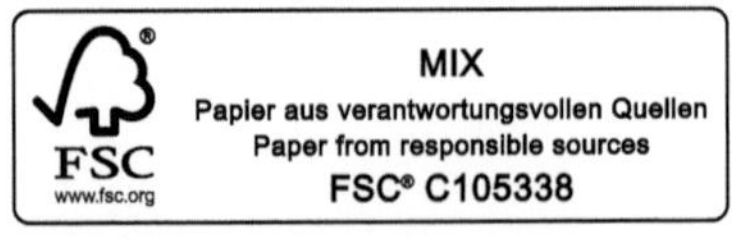

Printed by Books on Demand GmbH, Norderstedt / Germany